がつながる

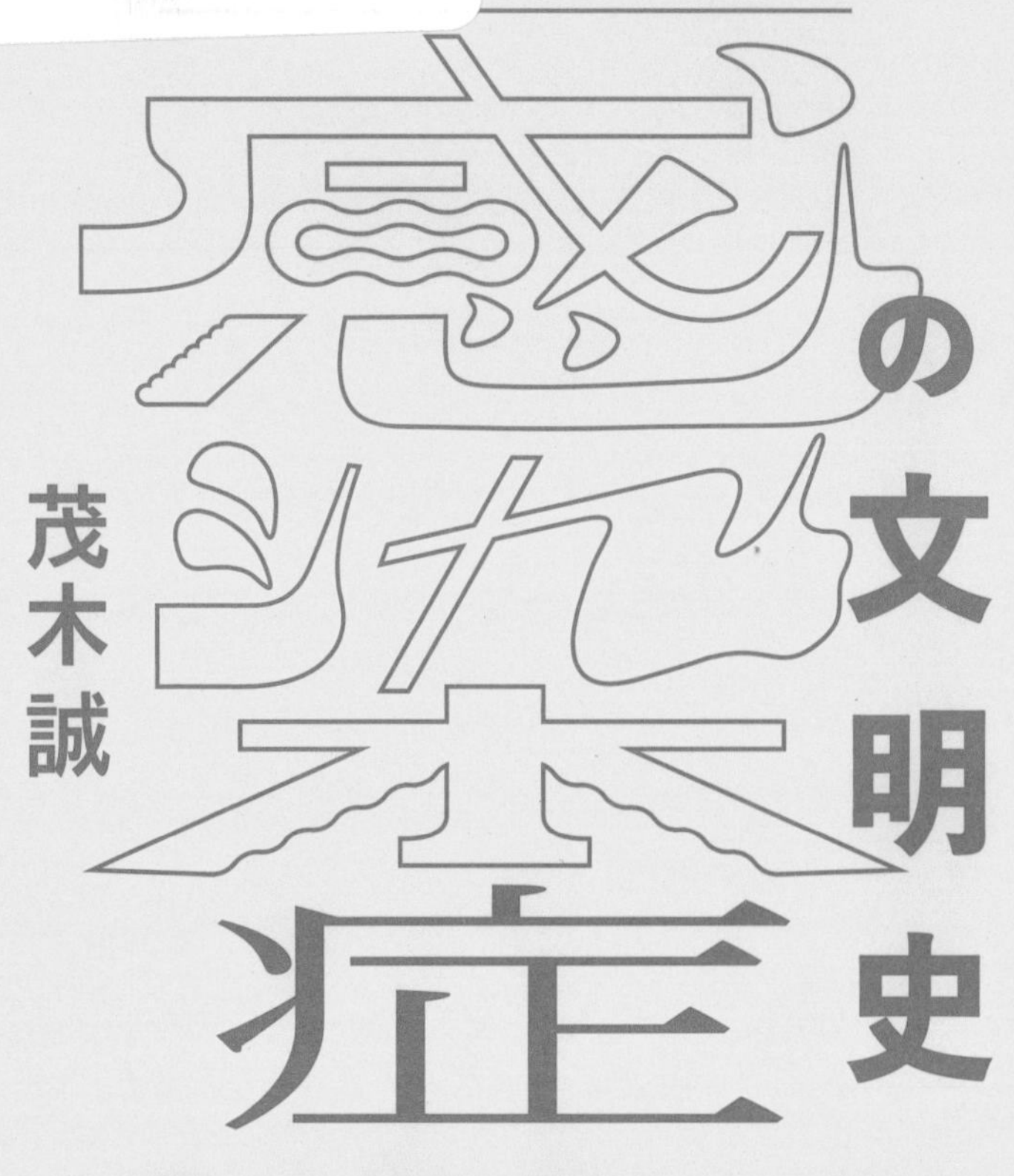

感染症の文明史

人類は何を学んだのか

茂木誠

KADOKAWA

はじめに

人類とは、なんと不思議な存在なのでしょう――。

数百万年前、類人猿から分かれた人類は、大脳皮質を発達させ、「理性」というものを作り出し、小さな群れを統合した「国家」という幻想を生み出しました。さらには、その理性をフル活用して宇宙と生命の神秘を解き明かしてきたのです。宇宙船を月や火星へと送り出し、原子核エネルギーを使って地球を何度も破壊し尽くせる水素爆弾をつくり、いまや遺伝子操作をも可能にして、自らを含む生命自体をコントロール下に置こうとしています。

その一方で、どれだけ大脳皮質が発達して他の生物から超越的な存在になっていても、人類はいまだその肉体を維持するため、呼吸し、食事し、排泄（はいせつ）し、種の保存のために繁殖行為を行なうという、生物の基本的な行動パターンを維持しているのです。

だからこそ、人類はその進化の頂点にいるにもかかわらず、他の生物とまったく同じように、細菌やウイルスが引き起こす感染症に冒されてしまうのです。「理性の進歩」を賛美したドイツの哲学者ゲオルク・ヘーゲルが、コレラ菌による下痢に苦しみながら死に至ったことは、象徴的な出来事でした。

二〇一九年十二月に中国の武漢で発生し、全世界へと広がった新型コロナウイルス（COVID-19（コヴィッド））の感染爆発は、世界で六億人以上を感染させ、六七〇〇万人以上の命を奪いました。発生当初の致死率は、八・五％にも上りました。

人類は突然現れたこのウイルスに驚き、恐れ、思いつくかぎりの対策を必死に続けました。その一方、ウイルスは遺伝子変異を続け、感染力を増大させながらも致死率を低下させていきました。いまだに高齢者の死亡率や重症化率は高く、注意は必要ですが、六十歳未満の死亡率は〇・一％未満、十～二十代の若年の死亡率はほぼ〇％という状況です。

かつて「黒死病」と恐れられたペストの致死率は、ヨーロッパで大流行した十四世紀にはじつに平均三〇％にも達しました。北里柴三郎（きたさとしばさぶろう）が、その原因となるペスト菌を発見したのは十九世紀の末であり、治療法が確立するのは二十世紀に入ってからです。

つまり人類は古来、理性をもって細菌やウイルスと戦い、それを封じ込めようとしながらも挫折を繰り返し、結果的には彼らと共生・共存してきたのです。

個人の寿命は数十年にすぎません。しかし集団としての人類には、初めて文明を築いてから五千年の経験値があります。理性をもって細菌やウイルスと戦う一方で、そうした経験値をもつ歴史に学び、教訓を汲み取ることこそ、「感染症の時代」ともいわれる二十一世紀において、いま私たちがなすべきことではないでしょうか。

本書は、そのためにこそ執筆されました。そうした教訓を汲み取るため、洋の東西をつなぎ、ときには大胆な推測をも交えながら、古代のアテネの疫病から現代の新型コロナウイルスへと人類と感染症の歴史を概観していきます。

ウイルスへの恐怖が少しずつ収まり、「ウィズ・コロナ」――コロナウイルスとの共存が唱えられるようになってきたいま、あえて本書を私は世に問いたいと思います。

通読後に何を思われるかは読者諸兄に委ねましょう。今後も繰り返されるであろう未知の感染症に再び襲われたとき、本書が読者諸兄にとって何らかの指針になるならば、筆者としてこれ以上の喜びはありません。

第2章 東ローマの「ペスト」と飛鳥時代の「天然痘」

第3章 奈良・平安期のエピデミックと権力闘争

第4章 人間の尊厳とは何か——ハンセン病の世界史 95

第5章

人類史上「最凶」の感染症
——黒死病（ペスト） 131

第6章 天然痘ウイルスとの戦争に勝利した人類

第7章 結核とコレラ――産業革命期の感染症 191

第8章

見えない病原体
――インフルエンザとコロナ　223

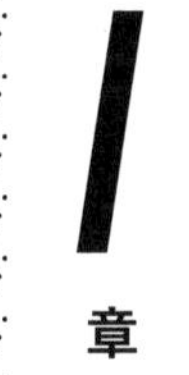

世界史上最古のパンデミック

人類が定住し、病原体との共存が始まった

病原体（寄生虫、細菌とウイルス）は、人類よりもはるか以前から、この地球に存在していました。振り返ってみれば、人類の歴史の大半は、移動しながら狩りをするという生活でした。狩猟採集生活をしていたころの人類は、十数人程度の小さな集団で移動を続けていたのです。そこではたとえ、ある一つの集団がなんらかの病原体に感染して全滅しても、離れて暮らしている他の集団に広がることは稀です。したがって、ある特定の地域で感染症が爆発的に拡大するエピデミック（流行）が起こりにくいという状況がありました。

しかし、狩猟採集生活では、食糧を入手できない日が続くこともありました。そこで、人類は食糧が手に入らないリスクを回避するため、自分たちで食べ物をつくることを思いつきます。それが農耕牧畜生活です。土地を耕して作物を生産し、家畜を飼って食糧を得られるようになった結果、飢えて死ぬことが少なくなり、人口が増えはじめました。

その結果、土地を耕すために定住が始まります。また、農耕を行なうためには人手が必要と

なり、人口も集中します。より多くの食糧を得るためには、広い土地が必要です。その土地を広げるために他の集団との接触も増えていきます。そこに病原体が入ってくると、一気にエピデミックが引き起こされるようになりました。

また、生産性を高めるためや利便性のために家畜と暮らすことで、ブタやニワトリなどがもっていた病原体が変異して、人間に感染することが起こるようになります。

動物を通じて人間が罹患（りかん）する病は多々あり、かつてヨーロッパで「黒死病」と恐れられたペストは、もともとネズミの病気でしたが、感染したネズミやそのネズミの血を吸ったノミを介して人間へと広まりました。インフルエンザはもともと鳥の病気とされており、渡り鳥によって拡散されました。

つまり、農耕生活の始まりで人口が増え、家畜を飼いはじめたことで動物との濃厚接触が行なわれるようになったのは、病原体にしてみれば、「素晴らしい環境が用意された」ということなのです。

アメリカの高名な進化生物学者であるジャレド・ダイアモンドは、その名著『銃・病原菌・鉄』（草思社）で、さまざまな家畜との共存が進んだユーラシア大陸では、人類は古くから免疫を獲得していたのに対し、南北に細長いアメリカ大陸では家畜の種類が少なく、人類は免疫が弱かったこと、スペイン人の征服者がアメリカ大陸に天然痘を持ち込んだ結果、先住民に壊滅的な被害をもたらしたというエピソードを紹介していますが、同じような例は枚挙に暇（いとま）がなく、人類の歴史の進展そのものがエピデミックの温床である、といっても過言ではありません。

　そして、そのエピデミックによって、私たちの世界はまた大きな影響を受けてきました。具体的にそれがどのようなことであったのか、時代を追って詳しく紹介していきましょう。

古代ギリシアの覇権争いを左右したアテネの疫病

　記録に残されている人類最初のエピデミックは、いまから約二千五百年前の紀元前五世紀に発生した「アテネの疫病（Plague of Athens）」です。当時のギリシア人は「ポリス」と呼ばれる都市国家を建てて抗争を続けながら、慢性的に不足している穀物を確保するため、エジプトや南イタリア、黒海北岸にまで大船団を派遣していました。城壁に囲まれた都市国家の確立と交易による人の移動——感染拡大の要件が揃（そろ）った時期ともいえるでしょう。

　精強な陸軍をもち、ギリシア最強のポリスといわれたのがスパルタですが、このスパルタに挑戦したのが海洋国家アテネでした。その他の弱小ポリスは、この二大強国のいずれかの陣営につくことを強いられ、スパルタ中心のペロポネソス同盟と、アテネ中心のデロス同盟との全面戦争が引き起こされました。ペロポネソス戦争（前四三一～前四〇四年）です。

アテネ軍の司令官を務めた最高指導者ペリクレス（前四九五？～前四二九年）の作戦はこうでした。

「我がアテネは海軍国であり、海で勝負をつける。陸軍力ではスパルタに劣るので野戦は避け、堅牢（けんろう）な城壁でその侵攻を食い止める。ピレウス港と市街とを結ぶ道路をも壁で囲み、食糧は海外から輸入する」

ペリクレスの予想どおり、地上戦ではスパルタ軍が優位に立ち、アテネ市街地を包囲しましたが、巨大なアテネの城壁はスパルタ軍の侵入を拒みました。スパルタ軍は腹いせに、アテネ近郊の村々を焼き払います。その結果、大量の避難民が生まれ、城壁の内側に避難してきました。

そこで何が起こったかは、想像に難くありません。

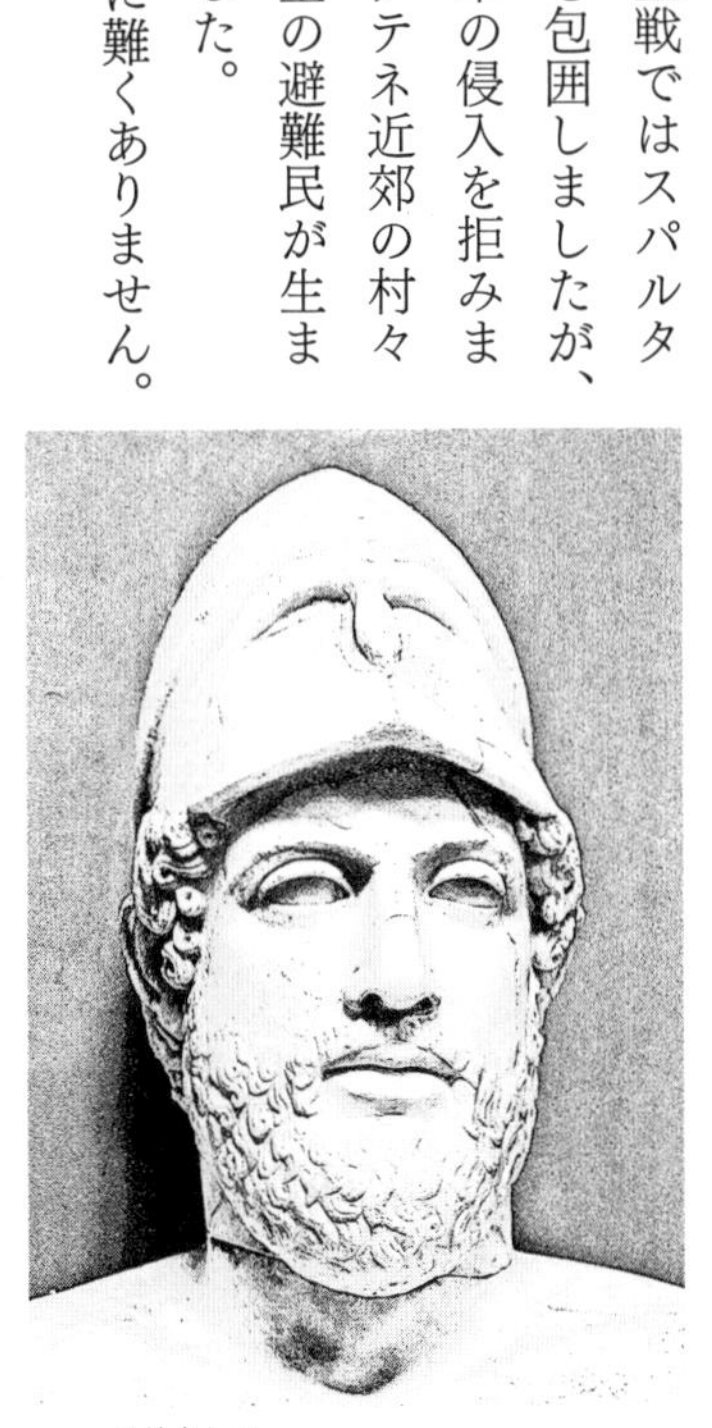

ペリクレス

避難民の多くは路上生活を余儀なくされ、すさまじい人口過密によって衛生状態が悪化したのです。こうして「アテネの疫病」が始まりました。当時の人たちも、感染症を予防するため人の密集を避けるべきであることを経験則的にわかっていたはずです。しかし城壁の外はスパルタ兵に包囲されており、逃げるに逃げられませんでした。

ちなみに「アテネの疫病」は「アテネのペスト」と呼ばれたことがあります。ペスト（Pest）とはドイツ語で、英語ではプレイグ（plague）となりますが、狭義のペストに限らず、広く「疫病一般」の意味があります。発疹（ほっしん）ができるという症状からもペストではなさそうですが、ともあれ、ここでは「疫病」と訳すのが正確でしょう。

この「アテネの疫病」についてなぜ詳細な記録が残されていたのか。ペリクレスの同僚で、この戦争を指揮した軍人の一人でもあるトゥキュディデス（前四六〇ごろ～前三九五年）が『戦史』（中公クラシックス）を著したからです。トゥキュディデス自身、この「アテネの疫病」によってのちに命を落とすのですが、その観察眼は病理学者のように冷静かつ客観的です。

『戦史』の記述によれば、「アテネの疫病」の症状は、頭部から徐々に下がっていきます。最初にひどい高熱が出る。その後、目が充血して炎症を起こし、口のなかで出血が起こり、息がくさくなる。その苦しみがだんだん下に降りていき、胸までくると激しい咳（せき）が起こり、胃までくると嘔吐（おうと）が続く。患者の多くは激しい痙攣（けいれん）とともに、吐くものがなくなって空（から）の吐き気に苦しめられたといいます。それが長引くと症状は全身に広がっていきます。皮膚は赤みを帯びた鉛色になり、腫れ物が吹き出す。激しい熱のために服を着ていられなくなり、みな裸になってしまう。水を飲んでも渇きが癒されない。発症した日から七～九日目が死亡のピークです。

　そこで生き残る人もいますが、その次はさらに下へと下がって腸をやられる。水のような下痢が続き、それで体力を消耗して死んでいくのです。さらに、放置された死体をついばんだカラスまでもが死んでいく、という地獄絵図が展開されました。

　幸いにしてそこで命を落とさなかった場合でも、手足や生殖器に後遺症が残る、あるいは視力を失う、あるいは記憶喪失になり、家族が誰なのかすらわからないようになった人もいるということが、『戦史』には書かれています。この戦争の最中、避難民を含むアテネ市民の三分の一（四分の一、三分の二の説もあり）が死亡したともいわれています。

　そうしたなかで、アテネの最高指導者であるペリクレスも感染し、急死します。非常に優れた軍人でもあったペリクレスの死によって、アテネは無政府状態に陥りました。最高決定機関である市民集会では、戦争を煽（あお）り立てて人気取りをする扇動政治家（デマゴーゴス）が扇動する衆愚政治が行なわれ、結局、停戦の機会をみずからつぶしたアテネは、スパルタに全面降伏したのです。

トゥキュディデスによれば、あまりに災厄がひどくなると、人は神聖や清浄、さらには葬儀などの宗教的な感情を顧みなくなるようです。他人が火葬をしているところに自分の家族の遺体を放り込んで一緒に焼いてしまうなど、すさまじいモラルハザードが起こっていたことが、そこには描かれています。ギリシアの古い神々――ゼウスやアポロンなど、いわゆるオリンポス十二神の神殿をいくら拝んでも病気は治らず、家族がバタバタ死んでいく。神々なんかいないじゃないか！　と人々は自暴自棄に陥り、かくして信仰は廃れていったのです。

その後、デモクリトス（前四六〇ごろ～前三七〇年ごろ）という哲学者が、「世界を構成するのはアトム（原子）であり、これはそれ以上、小さな存在へと分割できない実在の最小単位である」という唯物論を唱えます。平たくいえば、世界は原子からできていて神はいない、ということですが、そうした流れのなかで、古来の信仰に代わる新しい生き方、モラルを求めたのが、ソクラテス、プラトン、アリストテレス、ゼノンといったギリシア哲学の巨人たちでした。

ギリシア哲学の思想的な発展は、「アテネの疫病」と切っても切り離せなかったのです。

ローマ帝国を衰退させた史上初のパンデミック

病原体が引き起こす感染症は、最初に特定地域の風土病（エンデミック）として現れます。そこで流行を繰り返すうちに人体の免疫機能が働いて、おおよそ生命にかかわるほどの重症に至ることなく、事なきを得るようになります。

ところが、交通手段の発達によって人々の大規模な移動が容易になると、渡来者が持ち込んだ病原体が免疫をもたない人々のあいだで拡大するという現象が起こります。これが、先に述べたエピデミックです。インフルエンザは古代からユーラシア大陸各地で知られた感染症で、かつては生命もおびやかす病でした。しかし多くの人が罹患した結果、ほとんどの人が免疫をもつようになりました。これを集団免疫といいます。現在のインフルエンザの致死率は〇・一％以下で、「死の病」ではなくなったのです。

こうした感染爆発が世界同時に起こる現象のことを、パンデミックと呼びます。中国の武漢で発生したとされる新型コロナウイルスは、わずか三カ月で東アジア諸国を席巻し、中東やヨーロッパ、北米へと飛び火しました。二〇二〇年三月十一日（米国時間）、WHO（世界保健機関）のテドロス・アダノム事務局長は、新型コロナウイルスの流行がパンデミックにあたると表明しました。

各国政府が人の移動を制限することに躍起になり、その影響は世界経済へと波及していきましたが、国境を越えて人・モノ・資本が自由に移動するグローバリゼーションが感染症を引き起こすウイルスの移動を容易にすることに、私たちは気づくのが少し遅れたようです。

では、史上初のパンデミックはいつ起きたのか。人類史上最初の「グローバリズム」が成立した紀元後二世紀です。西はローマ帝国の全盛期、中東はイラン系遊牧民族のパルティア王国の末期、東は後漢(ごかん)帝国の末期、日本列島は弥生時代の後期、「倭国(わこく)大乱」の時代です。

向かうところ敵なしであったローマ帝国の最大のライバルは、イラン高原から地中海東岸へ手を伸ばしてきたパルティア王国でした。そのパルティア王国が、両国のあいだにあったアルメニアに侵攻します。ローマ帝国の全盛期を築いた五賢帝の最後を飾るマルクス・アウレリウス・アントニヌス帝(一二一~一八〇年)はパルティア遠征を命じ、メソポタミア地方でパルティア軍に対して勝利を収めます。

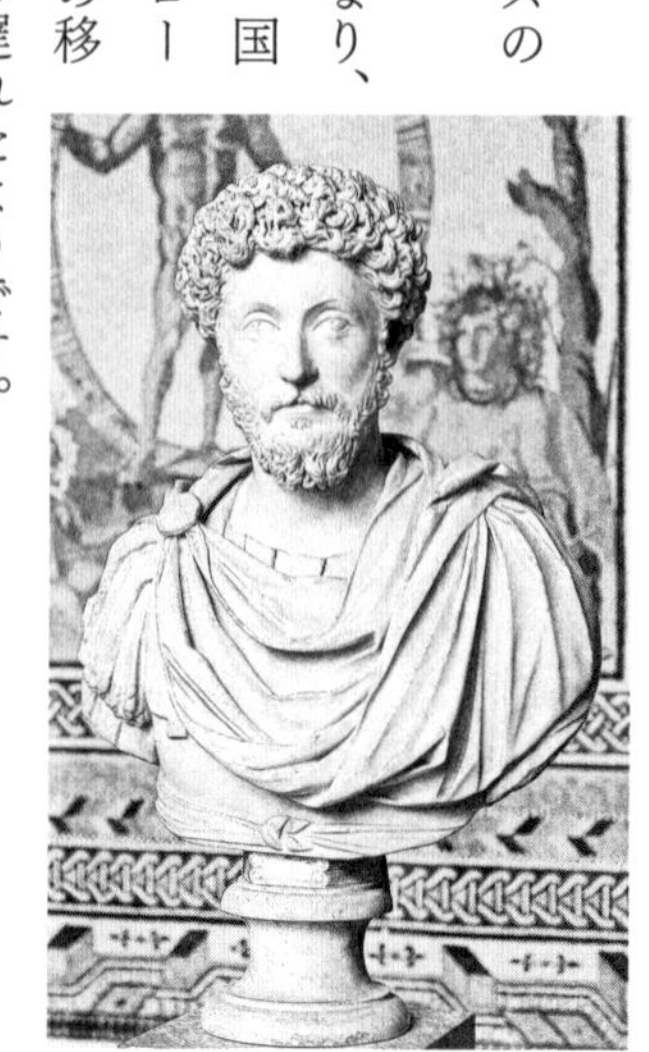
マルクス・アウレリウス・アントニヌス帝

その帰還兵たちが、新たな感染症をローマ帝国に持ち込んだのです。ときのローマ皇帝の名を冠して「アントニヌスの疫病」と呼ばれたこの感染症の症状は、皮膚の発疹を伴う高熱で、天然痘か麻疹（はしか）の類（たぐい）だったと推測されます。皇帝の侍医（じい）でローマ最高の医学者ガレノス（一二九ごろ～二〇〇年ごろ）にも手の施しようがなく、人混みを避けて避難するのが精一杯でした。推定人口六〇〇〇万人の帝国で三五〇万～一〇〇〇万人もの人が命を落としたとされています。

急激な人口減少は、ローマ帝国の経済を衰退させ、国家の安全保障をも揺るがします。この時代からゲルマン民族がドナウ川国境をおびやかすようになり、晩年のアントニヌス帝は自ら帝国軍を率いて転戦しました。そのような生活を送る老帝が記した『自省録』は人の世の無常を憂い、帝国の衰退と自身の老いとを重ね合わせる「死の匂い」に満ちています。

> まもなく土は我々すべてを覆い隠してしまうであろう。つぎに土自身も変化し、更につぎからつぎへと無限に変化して行く。この変化と変形の波の動きとその速さを考えて見る者は、もろもろの死すべきものを軽蔑するに至るであろう（中略）すべて君の見ているものはまもなく消滅してしまい、その消滅するところを見ている人間自身もまもなく消滅してしまう。きわめて高齢に達して死ぬ者も結局は夭折した者と同じこと

になってしまうであろう。

（マルクス・アウレーリウス『自省録』岩波文庫）

::

アントニヌス帝の死とともに帝国は求心力を失い、三世紀には各地で軍団がほしいままに皇帝を擁立します（軍人皇帝時代）。享楽的・世俗的だった古代ローマの文化は一変し、この時代から禁欲的・来世的な雰囲気に変わっていきます。ユピテル、アポロ、ヴィーナスといった古来のローマの神々にどれほど生贄（いけにえ）を捧げても治安の悪化は収まらず、疫病が繰り返し襲ってくる。先の見えない不安のなかで、人々は新興宗教に救いを求めました。それがインドまたはペルシア起源のミトラ教であり、パレスチナ起源のキリスト教でした。

キリスト教は、人々が忌み嫌う「死」の意味を大転換させることによって、ローマ帝国の古い神々に勝利しました。イエスはこういっています。

体は殺しても、魂を殺すことのできない者どもを恐れるな。むしろ、魂も体も地獄で滅ぼすことのできる方を恐れなさい。（「マタイによる福音書」10-28『聖書　新共同訳』日本聖書協会）

::::::

つまり、肉体の死を恐れるな、魂を滅ぼすことのできる方＝神を恐れよ、という思想です。

「アントニヌスの疫病」のあと、三世紀半ばには「キプリアヌスの疫病」が地中海沿岸を襲いました。絶え間ない嘔吐、失明、聴覚障害、手足の一部の壊疽を伴うこの疫病によって、エジプト最大の都市アレクサンドリアでは、人口の三分の二が死滅したという推測があります。この疫病の記録者として名を残し、のちにヴァレンス帝によるキリスト教迫害で殉教したカルタゴの司教キプリアヌス（三世紀初頭～二五八年）は、こう書いています。

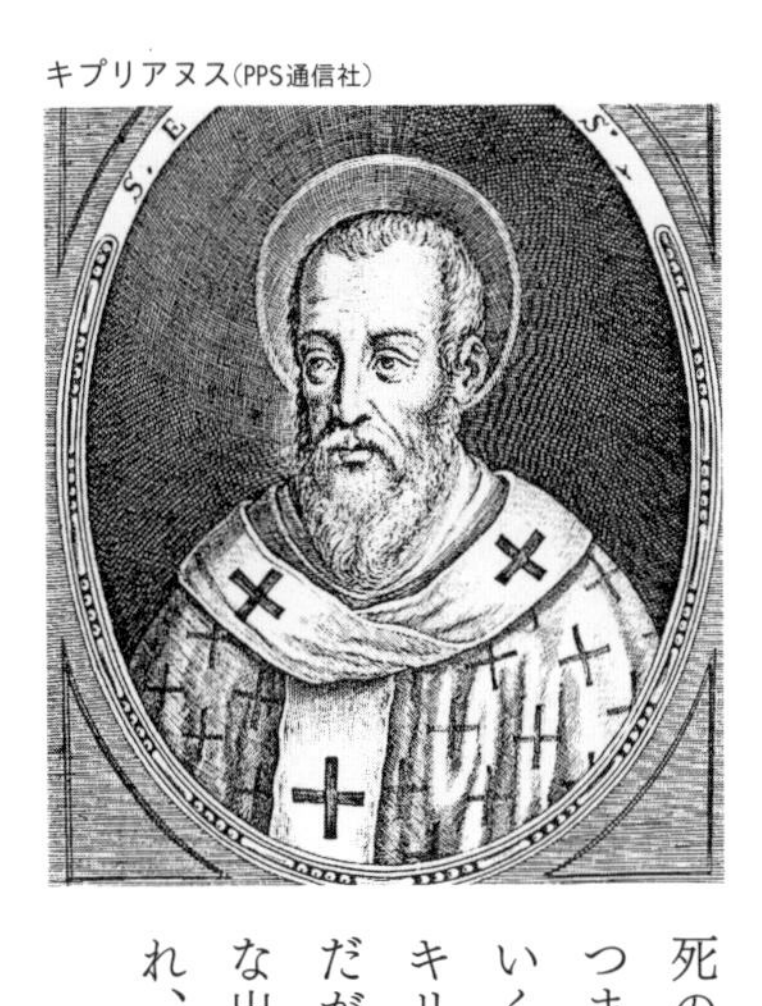
キプリアヌス（PPS通信社）

死の災厄のうちにわれわれの多くの者が死んでいく。つまりわれわれの多くの者がこの世界から解放されていくのである。この死の災厄は、ユダヤ人と異教徒とキリストの敵たちにとっては、ひとつの禍いである。だが、神のしもべたちにとって、これはひとつの幸運な出発である。（中略）正しき者は新たなる生へと召され、よこしまな者は責め苦に処される。

（ウィリアム・H・マクニール『疫病と世界史（上）』中公文庫）

疫病による死は「この世からの解放」であり、キリスト教徒を天国での「新たなる生」へと導くものである、という思想です。だからキリスト教徒は死や感染を恐れず病人を看護し、病院の経営も行ないました。こうした献身的な行動が人々の目にどう映ったかを想像してみれば、キリスト教がローマ帝国内で爆発的に広まった理由も理解できることでしょう。

キプリアヌスが殉教した半世紀後、コンスタンティヌス帝（二七二～三三七年）は、三一三年のミラノ勅令でキリスト教迫害を停止しました。感染症の流行が新しい宗教の拡大をもたらすという事例は、世界史上、何度も見ることができます。

三世紀の疫病と飢饉が漢王朝を崩壊させた

「アントニヌスの疫病」が猛威を振るっていた二世紀後半、中国は後漢（ごかん）の末期にあたります。この時代の中国は飢饉（ききん）と疫病に苦しみましたが、疫病については症状に関する記録がないため、よくわかっていません。

帝国政府から見捨てられた民衆は、民間療法と古来の祖先神にすがるようになりました。張角（ちょうかく）（？〜一八四年）という男が太平道という教団を組織し、罪の懺悔（ざんげ）による病気治しを唱えると、たちまち数十万の信徒を獲得します。張角は信徒を軍隊組織へと編成し、黄色いターバンを巻かせました。

甲子（かっし）の年（一八四年）、「蒼天（漢王朝のこと）はすでに死し、黄天が立つ」と宣言した張角は、漢王朝打倒の革命を起こしました。黄巾（こうきん）の乱の始まりです。張角の教団は曹操（そうそう）（一五五〜二二〇年）によって壊滅しましたが、五斗米道（ごとべいどう）という別の教団がやはり病気治しを説いて勢力を拡大し、のちの道教へとつながっていきます。

黄巾の乱に始まる中国の動乱は東アジア版「民族大移動」を誘発し、この混乱は隋（ずい）の統一（五八一年）まで約四百年続きました（魏晋（ぎしん）南北朝の動乱）。この間、漢民族古来の祖先崇拝（儒教）は衰退し、五斗米道を源流とする道教と、インド伝来の仏教という新宗教が漢民族に広がっていくのです。

黄巾の乱が起こる約二十年前の一六六年。漢帝国の最南端、現在のベトナム中部の日南郡に外国船が来航し、「大秦王安敦（だいしんおうあんとん）の使者」と名乗りました。「大秦」はローマ帝国、「安敦」はアントニヌス帝を指すと見られますが、ローマ側には漢に使者を送ったという記録がないため、真偽は不明です。

しかし、同時期のインドシナ半島のオケオ遺跡からローマ金貨が出土していることから、漢・ローマ間でインド洋経由の「海の道」（シルクロードの海上ルート）が成立していたのは間違いありません。内陸では黒海に至る「草原の道」や「オアシスの道」が開通し、漢とパルティアとの交易も始まっていました。

感染症は人の移動によって拡大します。ほぼ同時期に起こった「アントニヌスの疫病」と、黄巾の乱を引き起こした疫病は、どちらが先かはわかりませんが、同じ感染症であった可能性があります。だとすれば、ローマ帝国の衰退とキリスト教の拡大、漢帝国の崩壊と道教・仏教の拡大をもたらした要因は、史上初の感染爆発——パンデミックだった、ということになるでしょう。

そして、そうした感染症によるパニック状態が起こった際、人々はそれまでの古い宗教や慣習、道徳を捨て、刹那的、享楽的に動き、そこでは無神論や唯物論が流布されるということが見られました。ただし、それだけでは不安そのものは解消されません。人間は絶望だけでは生きていけない動物なので、危機的な状況のなかでも何か希望を見出したいという欲求が生まれてくるのです。

そこから新しい宗教が広がる土台が誕生します。その宗教は当然、「死」を忌避するだけではなく、むしろ死を受け入れる、積極的に「死」に立ち向かっていく、「死」に意味づけをする、というような教えになります。地中海世界においてはそれがキリスト教でしたが、同じような役割を東アジアで果たしたものが仏教でした。

仏教を開いた釈迦（しゃか）の教えとは、簡単にいえば、「悩みは煩悩があるから生じるのであり、悟りを開いて煩悩を捨てることができれば、その悩みは解消される」という究極の〝内向き思考〟でした。このような内省思考は、人々が豊かになり、社会がどんどん発展しているときにはなかなかメジャー化しません。

逆にすべてが崩壊していくときには、「自分たちが求めてきたものに意味があるのだろうか、もっと大事なものがあるのではないか」と、人々がその教えに耳を傾ける傾向があるのです。

キプリアヌスの疫病と三国時代の疫病

秦（しん）の始皇帝から漢王朝までの約四百年間は、なんとかうまく回っていたといってよいでしょう。頑張れば出世できて資産も増やせますということで、この時代の中国人は、徹底的に現世（げんぜ）

利益、宗教は素朴な祖先崇拝や不老長生の術という、のちの道教の源流のような教えを信奉していました。

黄巾の乱によって後漢はいったん滅びますが、中華帝国自体はなくなりませんでした。漢の次は魏、魏の次は晋と王朝交代が続き、これをまとめて「魏晋」といいます。

『三国志演義』において悪役にされている武将・曹操の子の曹丕（一八七～二二六年）が建てた国が魏です。曹操は黄巾の乱を制圧すると、反乱軍の兵士を自軍に再雇用し、中国の覇権を握りました。ところが、南中国の江南地方（呉）を支配する孫権（一八二～二五二年）が、四川盆地（蜀）の劉備（一六一～二二三年）と同盟を結んで曹操に抵抗したため、曹操は天下統一に失敗します。これが、かの有名な三国時代（二二〇～二八〇年）です。

曹操亡きあと、魏の国内で司馬炎（二三六～二九〇年）という軍人がクーデタに成功し、二六五年、国号を「晋」と改めました。この晋の司馬炎が天下統一を成功させます。ですから本来であれば、この晋が漢に代わる統一政権として長く存続し、中華帝国を復興するはずでした。ところが、まさにこのタイミング、つまり三世紀後半に疫病が発生します。

晋の疫病が、その少し前にローマ帝国で起こった「キプリアヌスの疫病」と関係があったのかはわかりませんが、飢えも伴って都の洛陽の人口は半減してしまいます。その過程で建国者の司馬炎自身も病にかかって亡くなり、後継者の司馬衷が無能だったことから、司馬一族のあいだで皇位継承争いが発生します。「司馬」と名乗る八人の王が次々に挙兵し、不毛な殺し合いを続けたのです（八王の乱、二九一～三〇六年）。

人口が激減したために兵士が不足した八王たちは、モンゴル高原やチベット高原の匈奴などの遊牧民を買収し、傭兵として中国本土に引き入れました。五つの異民族（匈奴・鮮卑・羯・氐・羌）をまとめて五胡といいます。

この五胡は、当初は晋帝国の八王の傭兵として戦っていました。ところが人口減で税収が減っているので、給与がきちんと支払われない。やがては略奪で生計を立てるようになり、八王の統制を離れてそれぞれが都の洛陽に攻め込んでくる。「東アジア版民族大移動」の始まりです。

同様のことが、ローマ帝国でも起こっていました。疫病に加えて内乱が勃発し（軍人皇帝時代）、人口減少で軍団の補充に事欠いた軍人皇帝たちは、ゲルマン人に金をばらまいて傭兵にしましたが、次第に統制がとれなくなり、民族大移動を招くことになります。

その五胡のなかで、洛陽に一番乗りしたのが匈奴です。年号をとって永嘉の乱（三一一～三一六年）といいますが、この匈奴が洛陽を攻略し、漢人の貴族から庶民まで三万人を虐殺し、略奪します。疫病によって洛陽市民は人口が半減し、どうにか生き残った人たちが、今度は匈奴に殺されたのです。

永嘉(えいか)の乱をきっかけとしていわゆる古代中国は完全に崩壊し、華北（黄河の中・下流域）は、さまざまな民族による一六もの国家が興亡する五胡十六国(ごこじゅうろっこく)時代（三〇四～四三九年）を経て、遊牧騎馬民族である鮮卑(せんぴ)系の北魏(ほくぎ)によって統一されます。

その一方、八王の一人の司馬睿(えい)は、難民を引き連れて江南（中国南部）へ逃れ、漢人王朝を保持します（東晋(とうしん)）。北の遊牧民王朝と南の漢人王朝が対峙(たいじ)する南北朝時代（四三九～五八九年）が、北の王朝・隋(ずい)による天下統一まで続きました。中国史におけるもっとも長い暗黒時代がこの南北朝時代だといわれますが、そのきっかけは晋の疫病だったのです。

疫病と戦乱によって、華北平原は原野に戻りました。漢代にもてはやされた祖先崇拝や儒教は廃れ、その代わりに入ってきたのが仏教でした。

インド起源の仏教を中国人が受け入れた理由

インドと中国は隣国ですが、ヒマラヤ山脈とチベット高原に遮られ、文化の交流は困難でした。インドで生まれた仏教が中国へ入ってきたルートは、ヒマラヤ山脈を回避して北へ向かい、アフガニスタンを通ってパミール高原を越え、当時は「西域」と呼ばれていた砂漠地域（現在の新疆ウイグル自治区）へと抜けるルートでした。

この地の住民は胡人と呼ばれたイラン系（ペルシア系）の民族で、もともとはゾロアスター教徒やマニ教徒でしたが、徐々に仏教を受け入れていったのです。

シルクロードの商人でもあったこの胡人が漢代の中国に入り、仏教を伝えていきますが、当初は受け入れられる気配がありませんでした。異国人の奇妙な宗教という扱いで、譬えるならば、日本の戦国時代にフランシスコ・ザビエルが来日し、キリスト教を伝えたときのような状態だったといえるでしょう。

その仏教が、五胡十六国時代の戦乱のなかで文明の崩壊の危機に陥り、肉体的にはもちろん精神的にも漢人（かんじん）が大きな痛手を被り、「心の空白」が生まれたところから、徐々に広がっていったのです。

仏教の中国布教に大成果を挙げた最初の僧が、仏図澄（ぶっとちょう）／ブドチンガ（二三二?～三四八年）です。西域の亀茲（きじ）というオアシス都市国家に生まれ、ヒマラヤ山麓で数年間修行した結果、超能力を身につけたすごい僧です。手に油を塗ってじっと見ると、遠くで起こっていることが透視できるといわれました。ほかにも信じがたい逸話がたくさんありますが、仏図澄が七十九歳にして洛陽にやってきたとき、その直後に匈奴（きょうど）が攻め込んできて、永嘉（えいか）の乱が起こったのです。

廃墟のなかを仏図澄は布教して歩き、家を焼かれ、家族を失って絶望している人々に煩悩と悩みの本質を説きました。伝承によれば、一万もの人が仏門に入ったとされています。さらに仏図澄は八九三もの寺を建立しています。

その後、匈奴（きょうど）に代わって同じく五胡（ごこ）の一つである、先にも触れた羯（けつ）という部族が洛陽を占領し、石勒（せきろく）（二七四～三三三年）という武将が後趙（こうちょう）の皇帝を称します。凶暴で知られた石勒が仏図澄との会見を乞い、仏図澄が参内すると起立して迎えたというエピソードも残っています。こうして仏図澄は石勒を信服させ、その政策アドバイザーとして仕えるようになりました。仏図澄は宗教指導者であったと同時に、異民族王朝の政府顧問となったのです。

この仏図澄の多くの弟子のなかから、釈道安（三一二～三八五年）という漢人の僧が現れ、中国仏教を確立していきます。

仏図澄と同じ亀茲出身のインド人、鳩摩羅什／クマラジーヴァ（三四四～四一三年）についても触れておく必要があるでしょう。鳩摩羅什は古代インドのサンスクリット語の仏典を漢語に訳すという大事業を実施しました。漢語に訳せば、あとは一気に中国国内に広まります。仏教教典はすべて漢語になっていますが、最初にこの大事業を行なったのが鳩摩羅什で、唐代の玄奘（六〇二～六六四年、『西遊記』の三蔵法師のモデル）がこれを引き継ぎます。このあたりから「仏教の中国化」が進み、中国独自の宗派も生まれていきます。

こうした仏教が日本に入ってくるのはもう少しあとになりますが、じつは、そのきっかけにもまた疫病の存在がありました。詳しくは第2章で説明しましょう。

日本最古の「崇神朝の疫病」と神道の確立

晋の疫病が発生した三世紀、日本の歴史に初めて記録される疫病が起こりました。『古事記』

『日本書紀』に記された「崇神朝の疫病」です。ちなみに、この場合の「朝」は「王朝（dynasty）」ではなく「時代（age）」という意味ですから、「崇神天皇の御代」という意味です。ヴィクトリア朝（ヴィクトリア女王がイギリスを統治していた一八三七～一九〇一年の期間）などと使う「朝」と同じです。

これに関する『古事記』の記録を見てみましょう。崇神天皇の即位五年目の出来事です。

役病多に起こりて、人民死にて盡きむとしき。

（『古事記』岩波文庫）

∴∴

「役病」というのが疫病のことです。疫病が大流行し、人民が死に絶えてしまいそうになった。そこで崇神天皇は憂い嘆き、神託を得るために「神床」につき、夢を見ます。すると大物主神が天皇の夢枕に現れ、こうおっしゃった。

「これは私の意思である。オオタタネコに私を祀らせれば、祟りは起こらず国は安らぐだろう」

そこで崇神天皇は全国に遣いを派遣し、河内国（大阪）でオオタタネコという人物を探し出しました。するとこの人は、「自分は大物主の子孫です」と答えたのです。天皇は喜び、この人を迎えて神官とし、三輪山（みわやま）の麓に神社を建てて大物主を祀らせました。

奈良県の三輪山の麓には、山そのものを御神体とする大神神社（おおみわじんじゃ）があります。日本でもっとも古い神社の一つで、この大神神社こそ、崇神天皇が大物主を祀らせた神社だとされています。近くの纒向村（まきむく）（現・奈良県桜井市）では、弥生時代の大規模な集落跡が発見されており、そのすぐそばには崇神天皇陵といい伝えられている前方後円墳もあります。

つまりは日本神道の確立に、この「崇神朝の疫病」が深く関連していたのです。

『古事記』の話はこれでおしまいですが、『日本書紀』にはもっと詳しい以下のような話が載っています。

崇神天皇が即位してから五年後に起こった疫病で、人民の半数が死んだ。翌年には人民が流浪し、反乱を

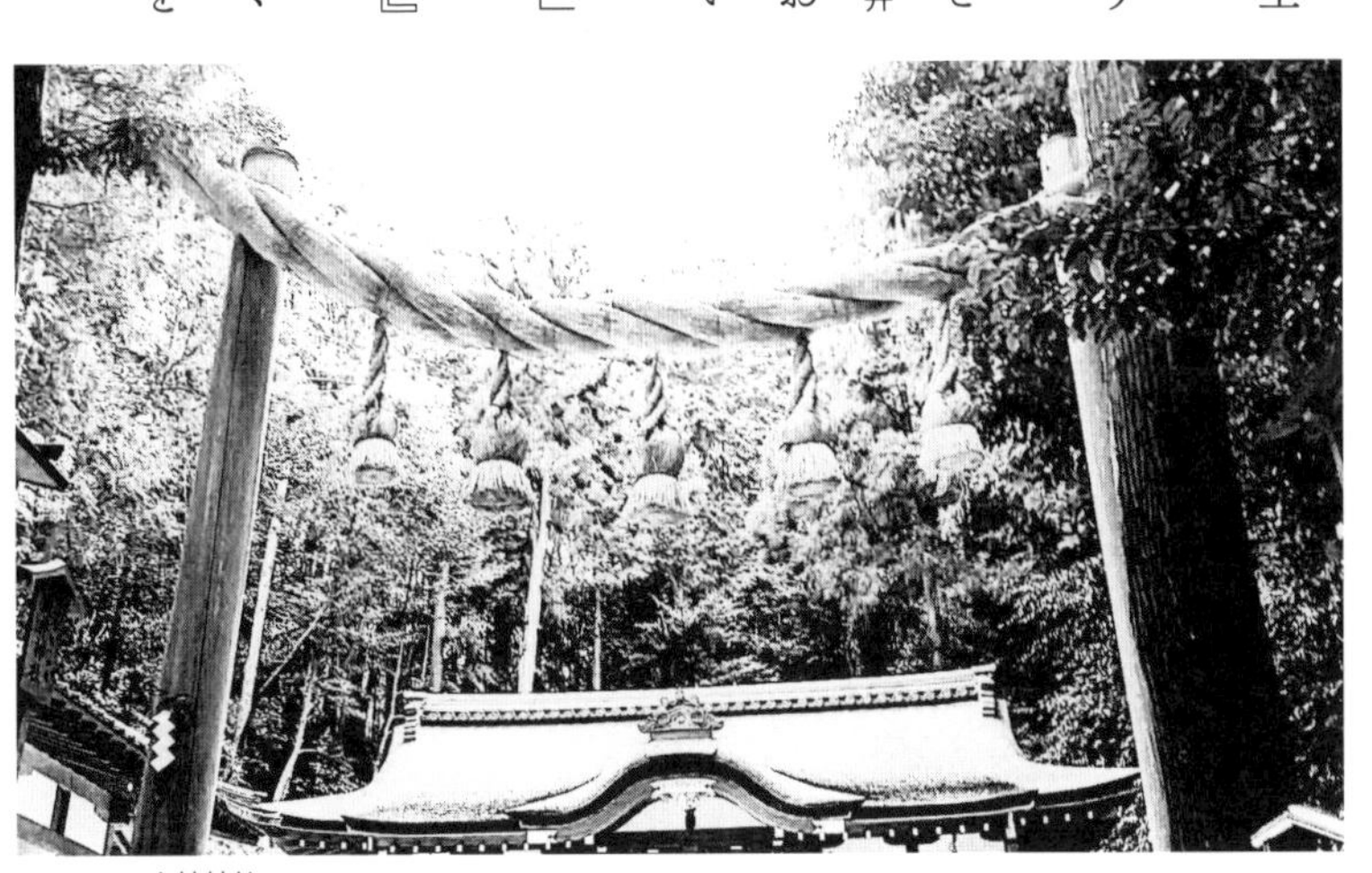

大神神社（筆者撮影）

起こす者たちも現れた。そこで崇神天皇は、朝から晩まで神々に祈りを捧げた。それまで宮中では、皇室の祖先神である天照大神と、大和の土着の神である大国魂神を祀っていたが、天皇は「その神威を畏れて」、つまりこのような神々と一緒に暮らすという恐れ多いことをしてしまいました、と考えて、神々の御神体を宮中から出して別々にお祀りすることにした。

天照大神の霊代は、三種の神器の一つである八咫鏡です。これを皇女に託し、祀る場所を探させました。八咫鏡をもった皇女は数年間、各地をさまよった結果、次の垂仁天皇の皇女と交代して伊勢にたどり着き、「ここがよい」という天照大神の神託がくだったので、倭姫が社を建てて、巫女としてお仕えしました。これが伊勢神宮（内宮）の起源とされます。

『記紀』（『古事記』『日本書紀』）に記された日本神話では、天照大神が住む高天原から、孫の瓊瓊杵尊が遣わされ、地上に降り立ったという天孫降臨が語られます。この瓊瓊杵尊の子孫である神武天皇が日本列島（葦原中国）を征服するという物語が主軸となっており、皇室が祀っていた神々（天津神）と、日本列島の土着の神々（国津神）との葛藤が描かれています。

ちなみに、一般的に天孫降臨の地は、現在の宮崎県と鹿児島県にまたがる霧島山脈の高千穂峰といわれていますが、諸説あります。

要するに、「崇神朝の疫病」は、国津神である大物主を祀る大神神社の起源とともに、天津神の中心にいる天照大神を祀る伊勢神宮の起源ともつながる、日本神道の確立の契機となった大事件だったのです。

崇神天皇は、『記紀』の系譜では第十代です。この「崇神」という名は、奈良時代に贈られた諡（おくりな）（生前の事績への評価に基づく名）で、『日本書紀』では御肇国天皇（はつくにしらすすめらみこと）です。

これは、はつくに（はじめて国を）＋しらす（治める）＋すめらみこと（天皇）という意味で、「私が初代天皇です」という宣言です。崇神天皇以前の九人の天皇のうち、『記紀』に詳細なエピソードが載っているのは、九州から大和へ東征したという初代・神武天皇（神日本磐余彦（カムヤマトイワレビコ））だけ。二代から九代までの天皇は、都の名称、お名前と配偶者、没年、御陵の位置などが列挙してあるだけで具体的なエピソードがないた

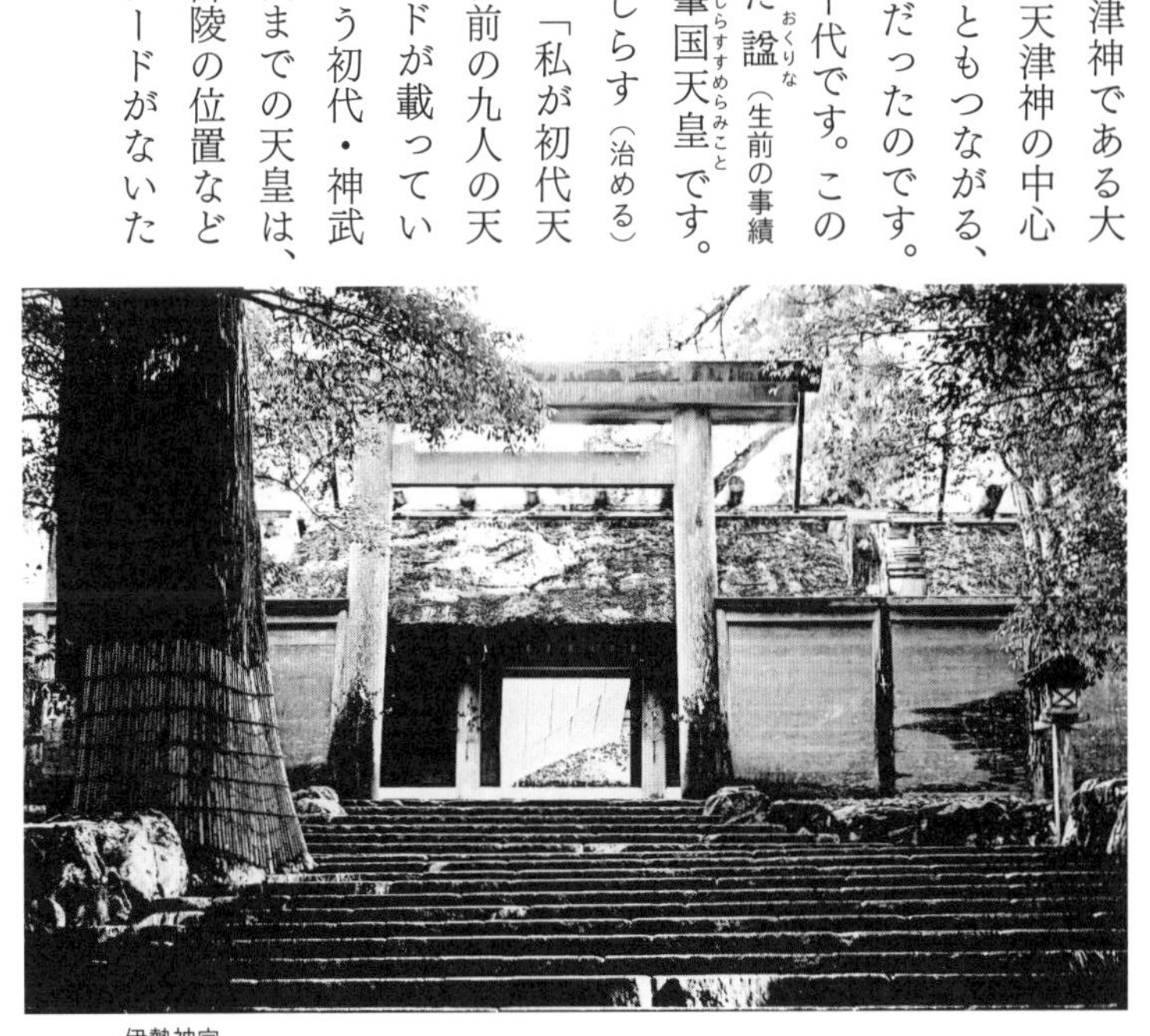

伊勢神宮

め（欠史八代）、後世の創作か、あるいは別の王朝であった可能性があるのです。

崇神天皇の祖先に、大和へ東征した人物がいたことは確かでしょう。しかし、この人物は小さな集団の部族長で、まだ「すめらみこと（天皇）」とは名乗っていませんでした。

崇神天皇が大和で即位したとき、自分の遠い祖先を初代すめらみこととして祀り上げ、自らを第十代として位置づけることで、統治の正統性を高めようとしたのではないか、と私は思います。先に述べた纒向（まきむく）遺跡の調査から、三輪山の麓でヤマト政権が生まれたのではないかと考えられます。その数代前に起こったと考えられる神武東征の理由については、『記紀』には「東方に美し（うま）国あり」という、漠然とした理由しか書かれていません。

神武東征神話の背景として、九州から大和への大規模な人の移動があったと仮定できます。この移動は、大陸における民族移動と関係があるのではないか――それが東京大学東洋文化研究所所長の江上波夫（えがみなみお）氏が唱えた「騎馬民族説」です。江上氏は、「崇神は朝鮮半島の任那（みまな）で即位し、日本列島を征服した」という大胆な仮説を立てました。しかしこの仮説は、その後の考古学調査で完全に否定されています。

私も「天皇が大陸から来た」「日本は朝鮮半島で建国された」とは思いません。けれども、東アジア全体で起こった「民族移動の玉突き現象」の一つとして神武東征神話を考えることは、十分に合理的だろうと思うのです。

ここで、ここまで本章でお話ししたことについて、周辺の情報も付け加えながらあらためて整理してみましょう。

①中華帝国の晋で疫病が流行し、人口が激減した（二七五～三一二年）。
②遊牧民の匈奴・鮮卑・羯・氐・羌が、華北に侵攻した（五胡十六国時代＝三〇四～四三九年）。
③混乱に乗じた高句麗が南下し、中国の朝鮮支配の拠点である楽浪郡を滅ぼした（三一三年）。
④朝鮮半島で、新羅・百済が南部を統一した（百済の近肖古王が即位＝三四六年、新羅の奈勿尼師今が即位＝三五六年）。

また、日本では次のような出来事が起こっています。

①九州の一部族（天津神を祀る一族／のちの皇室）が大和に東征した（一〇〇年代？）。
②九州の集団と大和の集団が接触したことにより、大和で疫病が発生した（二〇〇年代後半）。
③大和の神（大物主）を三輪山に、九州の神（天照大神）を伊勢に、それぞれ祀った。

五胡や朝鮮半島の戦乱によって生まれた難民や、日本に技術や文化を伝えた渡来人が来日するのは四世紀（三〇〇年代）以降と推定され、崇神天皇の時代よりもあとになります。しかし、三世紀後半に起こった「晋の疫病」と「崇神朝の疫病」とのあいだには因果関係はなく、これは偶然の一致である——という結論にしてよいのでしょうか。

次の第2章で明らかにしますが、地球規模の気候変動が凶作をもたらして経済難民を生み出すこと、さらには凶作による飢えが栄養失調をもたらし、免疫力を低下させ、感染爆発を引き起こすことは、その後の世界史において幾多の例があります。三世紀にはローマ帝国で軍人皇

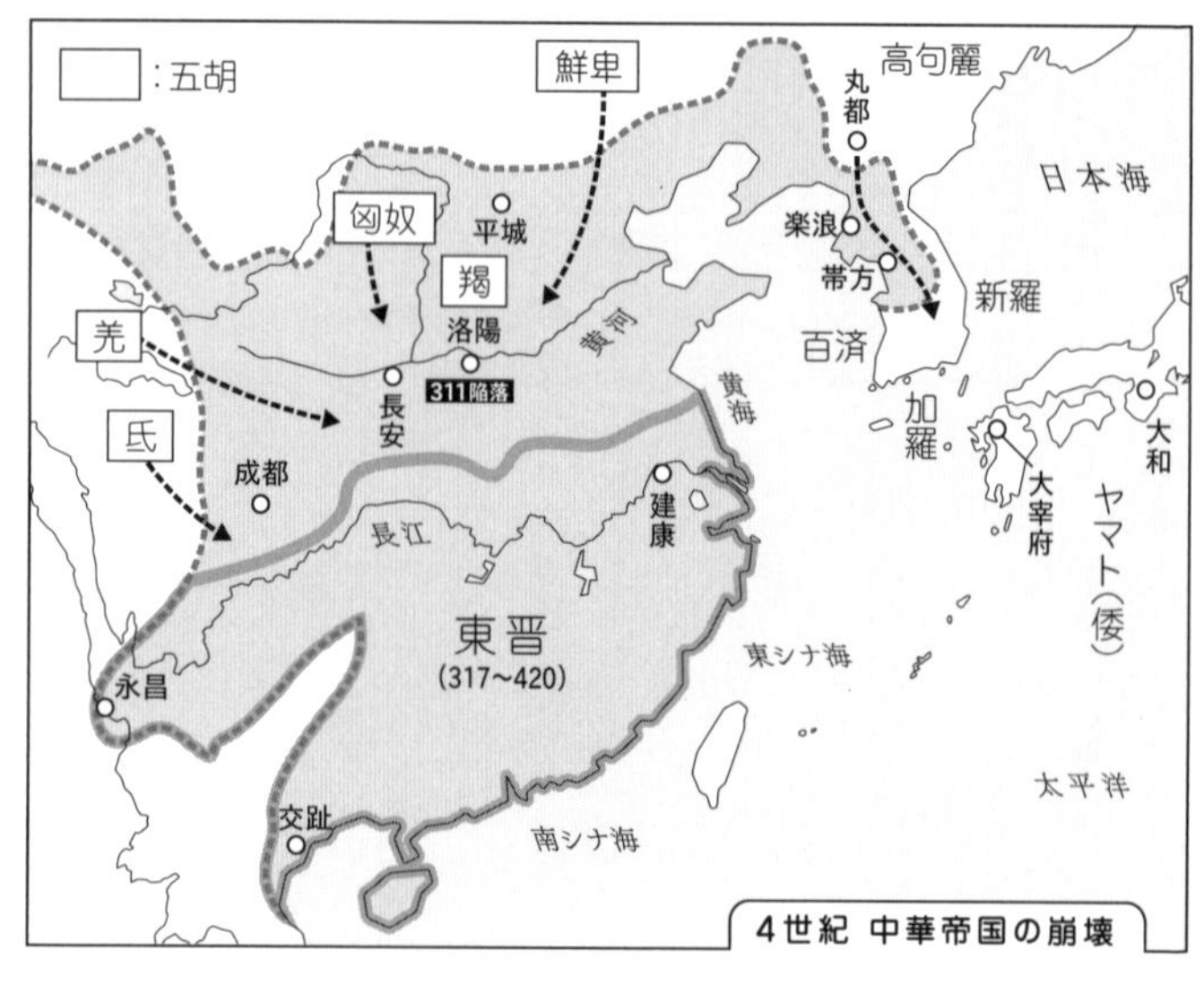

4世紀 中華帝国の崩壊

帝時代の混乱が続き、中米では先古典期マヤ文明の急速な崩壊という現象も見られました。

寒冷化などなんらかの気候変動が起こり、その余波として「神武東征」の原型となる集団の移動があった可能性も捨てきれないのではないでしょうか。今後の研究を待ちたいと思います。

第2章

東ローマの「ペスト」と飛鳥時代の「天然痘」

東ローマ帝国を襲った「ユスティニアヌスの疫病」

六世紀。その疫病は、エジプトのナイル川の河口で始まりました。そこから二手に分かれ、一つは東のシリアからペルシアへ。もう一つは地中海へと入り、東ローマ帝国の帝都コンスタンティノープル（現・イスタンブール）を襲いました。この疫病については、プロコピウス（四九〇ごろ～五六五年）という東ローマ帝国の政治家であり歴史家だった人物が詳細な記録を残しています。その一部は十八世紀イギリスの歴史家エドワード・ギボン（一七三七～一七九四年）の名著『ローマ帝国衰亡史』に引用されています。

寝室や街頭、もしくは普段の仕事の最中に急に軽い発熱を覚える。それは軽い熱なので、当初は患者の脈拍も顔色も何ら死の切迫した徴候を示さない。危険はその日もしくは翌日翌々日になって、リンパ腺特に鼠蹊部や腋下あるいは耳下腺の脹れによって告知される。これらの横根ないし腫瘍が破れた時には、そこに必ず枝豆大の黒色の石炭の塊が含まれていた。この腫瘍が適当な大きさに膨らんで化膿するならば、患者はこの悪性の体液の好都合な自然排出によって一命を取りとめる。

（『ローマ帝国衰亡史6』ちくま学芸文庫）

リンパ腺が腫れるのは、ペスト（腺ペスト）の典型的な症状です。リンパ腺がペスト菌を封じ込めようとして、「枝豆大の黒い塊」ができるのです。

それが固くて乾いたまま残る場合には、壊疽が急速に進行して通例五日後に患者は死を迎える。この熱病には大抵昏睡もしくは譫妄状態が随伴し、身体の表面は黒い膿胞ないし吹出物で蔽われ、これが死の切迫を知らせる症状になる。膿の排出が生じない虚弱な体質の場合には、吐血に続いて内臓の壊疽が始まる。（中略）若者の罹患率が最も高く、男よりは女の患者が少ないが、あらゆる身分や職業を区別せずにこの病気は猛威を揮い、感染を免れた者も多くは失語症にかかった。

（同右）

リンパ腺が菌の封じ込めに失敗すると、菌は全身に拡散して組織を破壊し、死んだ組織は腐敗して黒く変色します。これが壊疽（えそ）であり、皮膚には黒いブツブツができます。中世のヨーロッパでそれが黒死病と称されたのは、このためです。脳が冒されれば昏睡状態となり、消化器系が冒されれば吐血し、死を迎えます。

葬送の秩序や墳墓の権利も混乱した。友人や召使なしに死去した者は町の通りや無人の自宅に埋葬されぬまま放置され、行政官は乱雑に積み重なった死体を集めて水路か陸路で首都圏外へ運び、地面に深い穴を掘って埋める許可を与えられた。（同右）

これは、第1章で紹介した「アテネの疫病」とそっくりな状況です。ときの皇帝は、東ローマ帝国の黄金期を築いたユスティニアヌス帝（四八三～五六五年）ですが、皇帝自らこの疫病に罹患し、なんとか一命を取り留めています。

このユスティニアヌス帝の時代に発生した疫病なので「ユスティニアヌスの疫病」と呼ばれます。プロコピウスによる詳細な臨床記録によれば、これがペストであることは間違いありません。史上初のペストのパンデミックです。

ペスト禍のなかで勢力を拡大したイスラム教

ペスト菌はネズミなどの齧歯類（ネズミやリスの仲間）に寄生し、ペスト菌をもった動物の血を吸ったノミを介して人間にもうつります。リンパ腺が腫れるのが腺ペスト、肺を冒すのが肺ペストで、後者は患者の咳などから飛沫感染します。十九世紀に香港で流行し、これを調査した北里柴三郎（一八五三〜一九三一年）と、フランスのパスツール研究所のアレクサンドル・イェルサン（一八六三〜一九四三年）が、ほぼ同時にペスト菌を発見するまで、その病原は謎に包まれていました（第7章）。それでも人との接触で感染が広まることは経験的に理解されていたので、記録が残っているのです。

それでは、エジプトで流行する前にペスト菌はどこにいたのか。マクニールの『疫病と世界史』のなかでは、もともとはインド方面にいたのではないか、という説が紹介されています。南アジアでは風土病として古くから流行を繰り返し、人々は一定の免疫をもっていたようです。

ペスト菌の保菌者であるネズミが、インドとの交易船を通じて東ローマ帝国領エジプトに移動したのでしょうか。

まだスエズ運河がなかった時代ですから、交易船は紅海で寄港し、エジプトまでは陸路をラクダで進みます。このあたりは灼熱の砂漠であり、気温三七度以上でペスト菌は不活性化します。砂漠という自然の障壁が、ペスト菌の地中海侵入を阻んだのかもしれません。

ですから、地中海沿岸の人々にはペスト菌に対する免疫がありませんでした。なんらかの方法でネズミが地中海沿岸にたどり着いたか、あるいはペストを発症した人間がたどり着いたのか、いずれにせよペスト菌は、地中海沿岸に住む数千万人の人々を冒しはじめたのです。

その結果、ユスティニアヌス帝のもとで絶頂を極めていた東ローマ帝国の人口の半数近くを

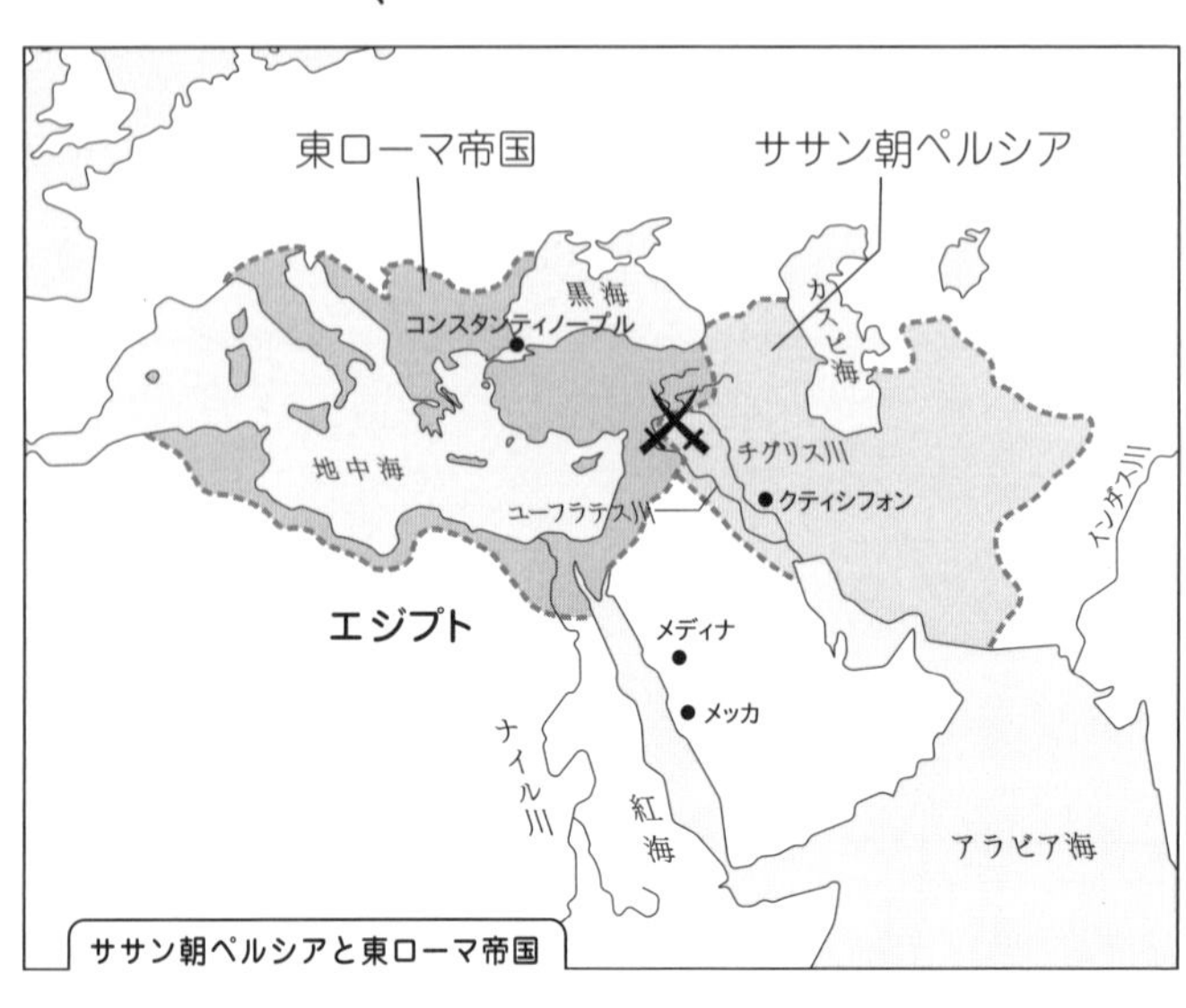

ササン朝ペルシアと東ローマ帝国

死に至らしめただけでなく、シリアをめぐって東ローマ帝国と戦争を繰り返したササン朝ペルシア帝国にも伝染しました。六世紀の世界の東西二大陣営は、東ローマ帝国vs.ササン朝ペルシアでした。この二大帝国の両方が同時にペストでやられてしまい、人口はその後も長く回復せず、税収は激減、兵士も集まらないために戦闘不能になってしまったのです。

このあと、両大国の狭間（はざま）にあったアラビア半島に預言者ムハンマドが現れ、またたく間にイスラム教団国家を建設します。ムハンマドの後継者（カリフ）に率いられたイスラム教徒は、東はササン朝ペルシアを滅ぼし、西は東ローマ帝国からシリアとエジプトを奪って、大帝国を建設しました。東ローマのキリスト教徒も、ササン朝のゾロアスター教徒も、ペスト禍を止められない彼らの神の無力さに絶望し、アラブ人がもたらしたイスラム教に改宗していきました。

もしかすると、アラブ人はもともとペストに対する免疫をもっていたのかもしれません。

日本への仏教公伝のかげに「瘡」の出る病

「ユスティニアヌスの疫病」と同じ六世紀、東アジアでは狩猟民族の高句麗がさかんに南下してきました。これに圧迫された朝鮮半島南部では、部族国家の統一が進み、真ん中の山地を挟んで日本海側を新羅、黄海側を百済が統一します。初めは両国は同盟を結び、高句麗の南下に対抗していましたが、高句麗に抗しきれなくなった新羅が高句麗側に寝返ったことから、窮地に陥った百済は中国南朝の梁と日本のヤマト王権に救援を求めました。この援軍要請の使者を遣わした百済聖明王（?～五五四年）が、欽明天皇への贈り物としたのが、仏像と仏典だったのです。

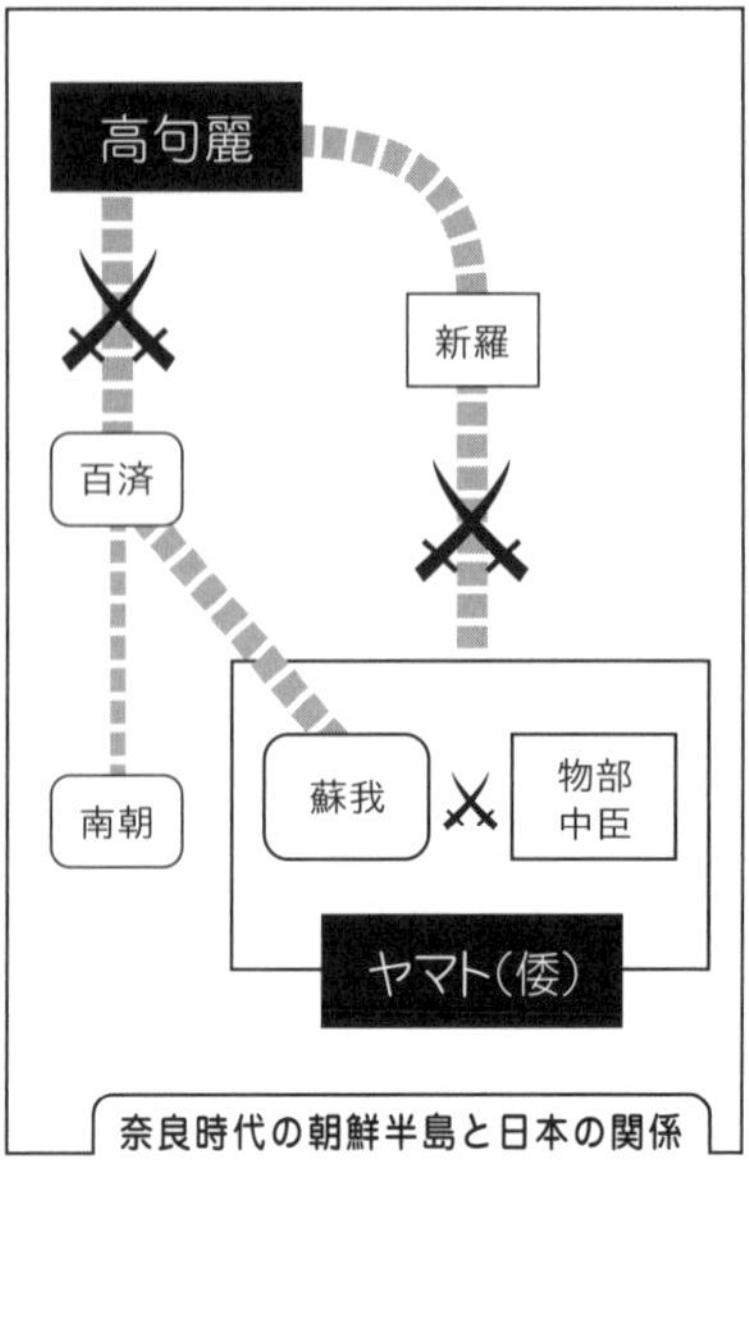

この仏教公伝については、『日本書紀』の敏達天皇のところで、仏教公伝ののちに疫病が始まったという記録があります。百済との人の往来で、病原体が持ち込まれた可能性があるのです。「敏達朝の疫病」の症例はどのようなものだったか。『日本書紀』には次の記録があります。

瘡発でて死る者、国に充盈てり。其の瘡を患む者言はく、「身、焼かれ、打たれ、摧……

奈良時代の朝鮮半島と日本の関係

かるるが如し」といひて、啼泣ちつつ死る。

（『日本書紀（四）』岩波文庫）

（皮膚に発疹ができてかさぶたとなり、死ぬ者が国に満ちた。かさぶたを病んだ者は、「身体を焼かれ、打たれ、骨を砕かれるように痛い」と泣きながら死んでいく）

皮膚の異変（かさぶた）と異常な高熱――これでもう、ほぼ特定できます。天然痘です。

天然痘は第3章でも登場しますが、発熱から始まり、その後、いったん熱が収まります。そこで「ああ、ただの風邪だった」と勘違いして街に出かけ、拡散してしまうのです。それから二回目に高熱がどんと来ます。このときに全身の皮膚に発疹が現れ、全身が痛む。やがてこれが、かさぶたになります。かゆいから掻きむしるとかさぶたが落ち、そこから接触感染でどんどん広まります。

日本で確認できる最初の天然痘の流行はこの仏教公伝のあとに始まったわけですが、当時の人々は「これは仏教伝来と関係がある」と考えました。

グローバリスト蘇我とナショナリスト物部の論争

先に説明したとおり、もともと日本には伝統的な宗教――神道がありました。それは天津神系の神々と国津神系の神々とに分かれていたのですが、それに加えて今度は仏教というよくわからない外来宗教が入ってきたのです。仏教といってもその教義はよくわかっておらず、外来の新しい神様というくらいの認識だったでしょう。そうしたなかで、神道堅持派（物部氏・中臣氏）と、仏教受容派（蘇我氏）との衝突が起こったのです。

物部氏は「蘇我が異国の神を持ち込んだから、疫病が起こったのだ」、蘇我氏は「仏教を軽んじ、古い迷信を続けるから、疫病が起こったのだ」と罵り合います。物部氏の祖先は、饒速日です。神武東征の際に、大和盆地で最後まで抵抗を続けた長髄彦の主人で、物部氏というのは、もともと大和の王だった家系なのでしょう。神武東征以後は皇室にお仕えする有力豪族として存続を許され、大連というヤマト王権の最高の官職の一つに就きました。大連とはいわば軍事担当で、世襲の〝首相&防衛大臣〟とでもいえるでしょうか。

当時の「防衛」とは、物理的な軍事力＋スピリチュアルな力を指します。物部氏は武器をつくる鍛冶職人（製鉄技術者）の集団を率いると同時に、古い神々を祀る神主の集団をも束ねていました。物部氏のもとで神職を世襲したのが中臣氏です。要するに、物部・中臣は「古きよきヤマト」を守ろうというナショナリストの集団でした。

その一方、蘇我氏は百済人を中心とする渡来人を多く受容した氏族であり、蘇我氏自体が渡来人系という説もあります。仏教受容の先頭に立った国際派で、いまの言葉でいえばグローバリストです。官職は大臣、いまでいう財務大臣です。

その族長の蘇我馬子が五九六年、日本で最初の本格的仏教寺院である飛鳥寺（現・安居院）を建て、百済人につくらせた仏像を二体祀らせ、渡来人の娘たちを尼僧にして仕えさせました。さらに仏舎利（釈迦の遺骨）を百済経由で手に入れ、これを祀るための仏塔を建立しました。

疫病によって蘇我氏は全盛期を築いた

ところがまさにこのとき、疫病が襲ったのです。『日本書紀』には、次の記述があります。

国(くに)に疫疾(えやみ)行(おこ)りて、民(おほみたから)死ぬる者(もの)衆(おほ)し

（『日本書紀（四）』）

●●●

馬子が仏像を祀りはじめたタイミングで疫病が発生したので、「この疫病は仏像のせいだ」と天皇に訴えたのが、物部守屋(もののべのもりや)と中臣勝海(なかとみのかつみ)でした。

「天皇から庶民に至るまで疫病が流行って多くの民が死んでいるのは、蘇我が仏像を祀りはじめたことが原因であるのは明白ではありませんか」と彼は訴え、敏達天皇はその意向を汲んで、仏教を禁止しました。

これを受けて物部守屋が兵を率い、蘇我馬子の邸内にある寺へ行き、塔を切り倒して火をつけ、仏像も焼いてしまいます。焼け残った仏像は、「難波(なにわ)の堀江」、当時は入江だった大阪平野の水を大阪湾に放流するための水路に捨ててしまいました。さらに三人の尼僧を捕らえ、僧服をはいで人目の多い市場に連れていき、鞭打ったといいます。

こうして物部氏は仏教を弾圧しましたが、その結果、疫病がやんだかといえば、それ以前よりもさらにひどい状況になってしまいました。

ここで蘇我馬子が反撃攻勢に出ます。馬子は敏達天皇にこう進言します。「私自身も病に冒され、一向に癒えません。かくなる上は、仏の力を借りて疫病を抑え込むしかないでしょう」。

そこで天皇は態度を変え、「お前の崇仏は認めよう。他の人々の崇仏は禁止せよ」と答えたのです。

その直後に敏達天皇も亡くなりました。『日本書紀』に細かい病状は書いてありませんが、天然痘と考えるのが自然です。異母弟の用明天皇（聖徳太子の父。やはり天然痘で亡くなった）が跡を継ぎ、ここから蘇我馬子が娘たちを次々に皇族に嫁がせ、外戚として日本の最高権力を握っていくのです。これにあらがった物部氏は、蘇我氏によって攻め滅ぼされます。物部派として冷遇された中臣氏からは、のちに中臣鎌足が現れて、中大兄皇子を助けて蘇我氏打倒のクーデタ（乙巳の変／大化の改新〔六四五年〕）を起こすことになります。

ハレー彗星の出現が疫病をもたらす？

同じ六世紀、西ではキリスト教国の東ローマ帝国と、ゾロアスター教国のササン朝ペルシアが、ペストの流行で国力を消耗し、新興のイスラム勢力にまたたく間に席巻されました。東の日本では、古き神々を祀る神道が天然痘に対して何もなしえず、外来の仏教が急速に拡大しました。

西はペスト、東は天然痘ですから「両者に関係はない」……とは必ずしも言い切れない、というお話を本章の最後にいたしましょう。ギボンの『ローマ帝国衰亡史』のなかに、ペスト大流行の数年前の出来事として、次のような記述があるのです。

彼（ユスティニアヌス）の治世五年目（五三一年）の九月に、西の空に二十日間にわたって彗星が出現し北の方へ尾を引いた。その八年後に（中略）別のもう一つの彗星が（中略）出現した。それは次第に大きくなり、頭は東に尾を西に引いて前後四十日以上見え続けた。諸国民はこれを見て驚愕し、これらの不吉な影響が引き起こす戦争と災難を覚悟したが、実際その危惧は大部分が実際に生起した。

（『ローマ帝国衰亡史6』ちくま学芸文庫）

十六世紀にデンマークの天文学者であるティコ・ブラーエ（一五四六〜一六〇一年）が、彗星（すいせい）は月よりも遠い宇宙空間に存在することを証明するまで、彗星とは、地球の大気圏内で起こっている雷や雲と同じような現象である、と考えられていました。そして、彗星の出す尾は有毒ガスでできている、それを吸い込めば死んでしまう、疫病を引き起こす、という迷信が広まっていたのです。そのようにみなが恐れていたところで、「ユスティニアヌスの疫病」が現実に起こったわけです。

この彗星とは何だったのだろう、と調べてみると、ハレー彗星であることがわかりました。ユスティニアヌス帝の時代にハレー彗星が接近したのは五三〇年で、ギボンの引用した記録とは二年の誤差がありますが、ほぼ間違いないように思います。

約七十六年周期で太陽の周りを公転しているわけですから、歴史上には何度もその記録が残っています。有名なのは、ノルマンディー公ウィリアム一世（イングランド王、一〇二八？〜一〇八七年）が、北フランスのノルマンディーからイギリスに攻め込んだノルマン征服（一〇六六年）のとき、この彗星がドーバー海峡の上に出現し、ウィリアムは「これは我々の勝利の証だ」と兵士たちを鼓舞したという話があります。彼は実際に勝利し、現在のイギリス王室につながるノルマン朝を開きました。

そして十七世紀、アイザック・ニュートン（一六四二〜一七二七年）と同時代を生きたイギリスの天文学者エドモンド・ハレー（一六五六〜一七四二年）が、約七十六年周期の彗星であることを計算し、次回の地球接近は一七五八年に起こると予知した論文を発表しました（一七〇五年）。これがみごとに当たったので、ハレー彗星と呼ばれるようになったのです。

ハレー彗星が出現したあと、「太陽の色が変わった」「金星の見え方が変わった」などの観測記録があります。彗星の主成分は水（氷）で、表面に塵がついた「汚れた雪だるま」とも譬えられるアンモニアをはじめとする氷と鉱物などの塊です。太陽に近づくにつれ、太陽からの強烈な熱を浴びてアンモニアが蒸発し、太陽とは反対方向に「尾」を形成します。鉱物の部分は細かい塵となって拡散します。彗星の尾のなかに地球が入れば、この細かい塵が大気圏になんらかの影響を与えることが考えられます。実際に細かい塵が太陽の光を遮って、気温が下がり冷夏となって作物が育たずに凶作となった例もあります。昔の人が、彗星が現れると何かが起こると考えたのは、迷信と言い切れない部分もあるのです。

人々を不安にさせる彗星の姿は、天変地異だけにとどまらず、人間界にも何か大きな変動や革命を引き起こす兆しだと考えられてきました。逆にそういう革命運動を起こしたい人たちにとって、彗星は利用価値があったといえるでしょう。

後漢の末期、二一八年に出現したハレー彗星は王朝交代の兆しと見なされ、二年後に実力者の曹操が没すると、子の曹丕が漢の献帝から帝位を奪い、魏を建国しました（二二〇年）。三国時代の始まりです。

ユスティニアヌス帝のときのハレー彗星（五三〇年）は世界中で見られたようで、中国にも記録があります。五胡の一つである鮮卑が建てた北魏という国の記録です。彗星が現れたのを機に、宇文泰（五〇五～五五六年）という軍人がクーデタを起こし、やがて孝武帝（五一〇～五三四年）を殺害する事件を起こします。これに続く軍閥の抗争の結果、北魏は東西に分裂し、のちの隋による統一（五八一年）まで戦乱が続くのです。

日本で五三〇年は継体天皇の二十四年、仏教公伝の少し前にあたりますが、残念ながら『日本書紀』にこの彗星の記録はありません。そもそも、『記紀』や『万葉集』には、天文に関する記述がほとんどないのです。星座も、惑星も、日食も、月食もほとんど出てこない。出てくるのは月だけ。古代日本人は夜の闇を「悪鬼の世界」として恐れ、外で星を見るという習慣がなかったようです。

六世紀の寒冷化をもたらしたもの

話を戻しましょう。五三〇年のハレー彗星接近で、何か気候変動が起こったのではないか、と調べてみたら、六年後の五三六年が世界的な異常な冷夏で、「夏が来なかった」「太陽が月のように見えた」という記述があります。当然、作物は実らず、世界各地で飢饉が発生しました。さらにその五年後に「ユスティニアヌスの疫病」が始まるのです。

感染症の爆発は、細菌やウイルスが伝染することに加え、免疫機能の低下によって起こります。慢性的な飢えで栄養不良となって体温が下がり、免疫力が落ちれば、病原体の増殖に勝てず、一気にやられてしまう。「夏が来なかった」五三六年の冷夏と、五四一年に始まる「ユスティニアヌスの疫病」に因果関係がないと根拠づける理由はありません。

五三六年の冷夏の原因が、五三〇年のハレー彗星であると論じているのが、米コロンビア大学のダラス・アボット教授（海洋地球物理学）です。気温変動や大気の状態は、氷河の「氷層」を見るとわかるそうです。氷の上に雪が降り積もって氷になり、それが繰り返されて年輪のようになる。それが氷層で、氷のなかにCO_2（二酸化炭素）などが含まれていたり、年によって層の厚さが異なったりするので、地球の気候変動がわかるのです。アボット教授はハレー彗星の接近後、平均気温が三度下がっていると論じています。[※1]

ただし、これについては異論もあります。大規模な気候変動を引き起こしたのはおそらく、アイスランドで火山の大規模な噴火があり、その噴煙が北半球を長く覆ったため、という学説です。これは米ハーバード大学のマイケル・マコーミック教授（中世史）が唱えています。[※2]

もしかすると、彗星と噴火の両方の影響があったのかもしれません。確実にいえるのは、五三〇年代に、北半球全体をとてつもない寒冷化が襲ったということです。そして、日本列島にもその影響が及ばなかったはずがありません。これが、五三八年（一説には五五二年）と伝えられる日本への仏教公伝をきっかけとする、天然痘のエピデミックと関係している可能性があるのではないか。つまり、「ユスティニアヌスの疫病」と「敏達朝の疫病」とは地球規模でつながっているのかもしれない——。この視点をもって、本章を締めくくるとしましょう。

※1　Fragment of Halley's Comet Hit Earth in 536 A.D., Causing Drought and Famine
（https://q-mag.org/fragment-of-halleys-comet-hit-earth-in-536-a-d-causing-drought-and-famine.html）

※2　Why 536 was,the worst year to be alive,
（https://www.sciencemag.org/news/2018/11/why-536-was-worst-year-be-alive）

第3章

奈良・平安期のエピデミックと権力闘争

藤原四兄弟を倒した天平エピデミック

エピデミックが要人を次々に倒し、政権崩壊を引き起こした例があります。奈良時代の日本で起こった天平の疫病です。天平とは、奈良の東大寺の大仏を建立した聖武天皇のときの年号（七二九〜七四九年）です。

第2章で言及した蘇我氏は崇峻天皇暗殺など横暴を極め、天皇の地位をおびやかした結果、六四五年の宮中クーデタ（乙巳の変）で滅ぼされます。クーデタの首謀者・中大兄皇子（のちの天智天皇）と、蹴鞠の会で知り合った中臣鎌足が、大極殿で蘇我入鹿を斬り殺しました。もともと中臣氏は神官の氏族ですが、蘇我氏を滅ぼした功績により、鎌足は亡くなるときに藤原という姓を天智天皇から賜り、改姓しました。これが藤原氏の始まりです。

そして天武天皇と持統天皇（このお二人はご夫婦です）のとき、鎌足の息子の不比等が天皇側近として権力を握りました。不比等は唐の律令制度を模した大宝律令の導入などで知られますが、自らの娘を次々に天皇家に嫁がせ、外戚になります。かつて蘇我氏がやったのと同じことを不比等は行なったのです。

　この結果、不比等の娘の藤原光明子（こうみょうし）が聖武天皇の皇后（光明皇后）になります。また不比等には武智麻呂（むちまろ）、房前（ふささき）、宇合（うまかい）、麻呂（まろ）という四人の息子がいましたが、不比等の没後、この藤原四兄弟がどんどん出世し、聖武天皇の時代に政府高官を独占しました。四兄弟の妹の光明子が聖武天皇の皇后なのですから、まさにこの時代、藤原氏は栄華を極めたわけです。

　こうした状況を目の当たりにして、これは蘇我氏の再来ではないか、と危機感を抱いたのが、皇族のプリンスたちです。皇族グループのリーダーである長屋王（ながやおう）は、聖武天皇から見るとお父さんの従弟（いとこ）にあたります。天武天皇の直系の男子ですから当然、皇位継承権をもっていました。

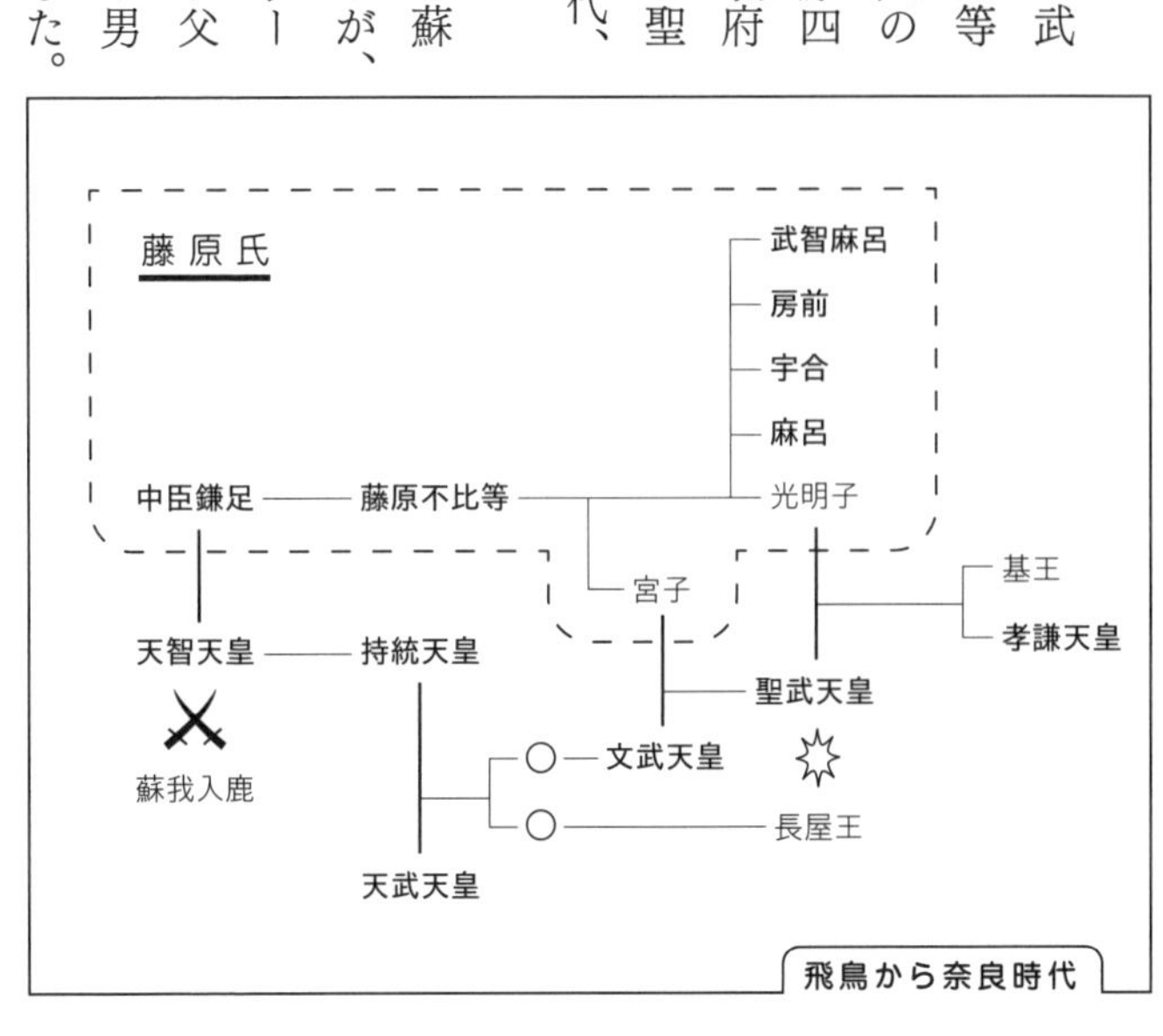

聖武天皇と光明子のあいだに男子が生まれれば、引き続き藤原政権は外戚として安泰。もし男子が生まれなかったり夭折（ようせつ）したりすれば、長屋王が次期天皇になるかもしれない。そうなると藤原氏は没落するという瀬戸際でしたが、ここで光明子が皇子を出産します。

父である聖武天皇は歓喜し、生まれたばかりの乳児を皇太子に指名します。長屋王に跡は継がせない、という意思を示したのですが、しかしその皇子である基王（もといおう）は、生後一歳に満たずして急死してしまうのです。乳幼児死亡率の高い時代とはいえ、藤原四兄弟は衝撃を受けます。ほどなく、噂（うわさ）が流れました。「長屋王が、呪詛（じゅそ）したのだ」。

そこで藤原氏の意を受けたであろう人物が聖武天皇に密告し、藤原宇合（うまかい）が軍隊を動員して謀反の容疑で長屋王の邸宅を囲み、長屋王に自害を強要しました。長屋王に続いてお妃と男児四人もみな自害したこの事件を「長屋王の変」（七二九年）と呼びます。最大の政敵を一族もろとも藤原四兄弟は葬ったわけですが、この事件が、のちに起こる疫病の伏線となります。

新羅の半島統一と日本の感染症爆発

そのころ、大陸でも動乱が続いていました。まずは新羅の朝鮮半島統一です。第2章で説明したとおり、当時の朝鮮半島は、北の高句麗、西の百済、東の新羅が合従連衡（がっしょうれんこう）を繰り返していた朝鮮三国時代にあたります。基本的には西の百済が日本と組んで、新羅と戦っていたのですが、六一八年に中国大陸で唐が成立し、高句麗との緊張が高まると、新羅は唐に朝貢して同盟関係を結び、唐・新羅連合軍は六六〇年に百済を攻め滅ぼすことに成功しました。

国を失った百済の王族・貴族が日本に亡命して中大兄皇子に援軍を求め、それに応えて日本は黄海で唐・新羅連合軍と交戦し、惨敗します。これが有名な白村江（はくすきのえ）の戦い（六六三年）です。唐の日本遠征を恐れた天智天皇は内陸の近江大津宮（おおつのみや）に遷都し、九州の守りを固めました。

ところが、唐の日本遠征は実現しませんでした。新羅との関係が急速に悪化したからです。百済を滅ぼしたあと、唐・新羅連合軍は高句麗を滅ぼします（六六八年）。この結果、高句麗という緩衝国家をなくした唐と新羅は国境を接するようになり、朝鮮半島の統一をもくろんだ新羅と、朝鮮半島を支配下に置こうとする唐との対立が激化したのです。「隣国同士は敵」――地政学の鉄則です。

唐は大国であり、新羅単独では勝ち目はありません。そこで新羅は日本に急接近しました。天武天皇五（六七六）年から称徳（しょうとく）天皇六（七六九）年まで、新羅は遣日本使を三六回派遣しています。一方、日本は大宝二（七〇二）年に遣唐使を再開しますが、朝貢は拒絶して対外的に「日本」という国号と「天皇」という君主の称号を用いました。君主の称号は国内では「スメラミコト」ですが、中国人に理解できるように漢語で「天皇」という称号を採用し、唐の皇帝との対等な関係を主張したのです。

このとき、唐の都・長安では、則天武后がクーデタで政権を握っており、このゴタゴタに乗じて、旧高句麗領の人々が唐から独立し、「渤海」という国を建てていました。もともと渤海は高句麗の末裔ですから、新羅は敵国です。そこで、新羅の向こう側にある国――日本との同盟関係を求め、渤海王が朝貢使節を奈良・平城京に送ってきます。それを見た新羅は天平七（七三五）年に日本へ使者を派遣した際、日本への朝貢を廃し、国号を「王城国」に変える、と日本側に通告したため、激怒した日本側はその新羅使を追い返してしまいます。

まさにこの天平七年、大宰府管内で疫病が発生します。公式記録である『続日本紀』には「豌豆瘡」と書かれています。エンドウ豆のかたちをした「瘡」、すなわち発疹が現れたという意味です。これはほぼ天然痘のことでしょう。

大陸への窓口である大宰府管内で発生したのですから当然、大陸から入ってきたと考えるのが合理的ですが、新羅から入ってきたのか、唐から入ってきたのかはわかりません。新羅使の来航に加え、第九回（第一〇回とも）の遣唐使が七三四年末に帰ってきたからです。

同じ時代に唐や新羅で天然痘が流行した記録があるかを調べてみましたが、確認ができませんでした。もしかすると大陸では過去に天然痘の流行が繰り返されていて、人々は免疫を保持しており風土病のようになっていた。だから歴史書への記述が見当たらなかったのかもしれません。一方で日本列島は大陸との接触が少ないために病原体が流入せず、結果として免疫がないので、いったん病原菌が入るとエピデミックになりやすい。マクニールの指摘を引いておきましょう。

日本の地理的位置は、当然この列島を海の向こうの大陸にはびこる病気との接触から隔離するものであった。しかしながら、これは一概に幸運とばかりも言い切れない。島国で孤立しているという状態は比較的稠密な人口の形成を許すが、それはまた、もし何らか未知の感染症が間を隔てる海を跳び越え日本列島に侵入した場合には、悪疫による異常な災厄をもたらすことにもなるのだ。

（『疫病と世界史（上）』）

第2章で紹介した六世紀の仏教公伝の時点で、天然痘はすでに日本列島に入っていました。

しかし、世代交代やウイルスの変異によって免疫が失われていた可能性があります。ヨーロッパなどの記録によると、同じ感染症が数十年ごとに流行を繰り返していることがわかります。免疫のついた世代が他界し、免疫のない新しい世代が多数派になると、再び大流行が起こるのです。

先に記したように、遣唐使は天智八（六六九）年を最後に大宝元年までいったん中断しますが、そのあいだは大陸との接触がほぼなかったために、ウイルスが入ってこなかったのではないでしょうか。

聖武天皇の大仏建立と「長屋王の祟り」

豌豆瘡（えんどうそう）が現れた二年後の天平九（七三七）年、再び疫病が大宰府を襲います。『続日本紀』は、これを「瘡（かさ）のできる疫病」と表現しています。二年前の豌豆瘡の免疫が残っていたはずですから、これは天然痘によく似た高熱と発疹を伴う別の感染症、おそらく麻疹（はしか）であったのかもしれません。予防接種が普及したいまでこそ麻疹は子供の病気ですが、かつては死に至る病でした。

「瘡のできる疫病」が猛威を振るいはじめた大宰府。その一年前の天平八（七三六）年にその地に到着したのが、聖武天皇が新羅に派遣した使節団一行でした。博多湾を出港した一行は新羅に到着しますが、外交使節としての待遇を受けられず、無念の帰国を遂げます。帰国途中の対馬で、遣新羅大使であった阿倍継麻呂（あべのつぐまろ）が病死しています。さらなる発症者を出しながら一行は帰国しますが、ここから都で感染拡大が起こるのです。
『日本書紀』をまとめた舎人（とねり）親王が逝去し、当時の太政官（だいじょうかん）——現在の内閣に相当する機関ですが、その〝閣僚メンバー〟九人のうち藤原四兄弟を含む五人もこの病で亡くなったため、聖武天皇は「政務停止」を命じます。中央官庁のロックダウン、日本政府の機能停止です。これを恐れて都から地方へ逃れた人々のなかにおそらく保菌者がいたのでしょう、流行は全国に拡大していきます。

これが天平エピデミックです。当時の日本の人口の二五～三五％にあたる一〇〇万～一五〇万人が死んだという推計もありますが、おそらく古代日本における最悪の感染拡大です。

　この年の春、瘡のある疫病が大流行し、はじめ筑紫から伝染してきて、夏を経て秋にまで及び、公卿以下、天下の人民の相ついで死亡するものが、数えきれない程であっ……

た。このようなことは近来このかた、いまだかつてなかったことである。

（『続日本紀（上）』講談社学術文庫）

聖武天皇は各地の寺社に疫病退散の祈願をさせただけではなく、実効性のある緊急経済政策も実施しています。一つは食料の配給。高齢者、寡婦、独居老人、重病人で自活できない者に対し、役所が必要に応じて物資を支給せよと命じたのです。もう一つは減税。被害の大きかった九州を統括する大宰府が、管内の諸国で「瘡のできる疫病」が流行し、人民はことごとく病臥しているため、今年度の特産品を納める調の貢納の停止を求める訴えをしました。聖武天皇はこれを認め、一年間を無税とします。翌年には穀物を納める田租も免除しています。

当時の人々はこの災厄について「長屋王の祟り」であり、ゆえに藤原四兄弟が全滅した、と見なしました。そこで、聖武天皇は光明皇后の訴えを聞いて全国に国分寺と国分尼寺を建立させ、さらに国分寺の総本山として東大寺と大仏を、国分尼寺の総本山として法華寺を平城京に建立しました。奈良の大仏は、疫病を祓う目的で造立されたのです。光明皇后は貧しい病人を救うため、施薬院を開いて無料で薬を分け与え、孤児や困窮者を救うための悲田院――いまでいう福祉施設なども開設しています。

光明皇后、聖武天皇はともに発症を免れましたが、結局、基王に代わる世継ぎの男子を得ることはできませんでした。聖武天皇は自身の血統を継がせるため、皇女を皇太子に指名しました。これが孝謙天皇です。孝謙天皇も長く病気に苦しみ、その介護を通じて権力を握ったのが、怪僧・道鏡であるとされています。藤原氏の影響力は弱まり、クーデタが繰り返される不安定な政情のまま、やがて平安時代を迎えます。

「天平の疫病」と同時期に天然痘が大流行した国はないかと探したところ、見つかりました。アッバース朝イスラム帝国です。ウマイヤ朝を倒した初代カリフ（最高指導者）のアブー・アル＝アッバースが天然痘で亡くなっています（七五四年）。アッバース朝と日本は遠く離れているので接点はないかと思いきや、ありました。前年の七五三年に唐の長安で起こった席次争い事件である「天宝の争長事件」です。

これについては拙著『世界史とつなげて学べ　超日本史』（KADOKAWA）にも記しましたが、かいつまんで説明します。この年、唐の玄宗皇帝が主催した新年の朝賀の宴が長安で開かれました。東の席次一位は新羅、二位がアッバース朝（大食）でした。西の一位がチベット（吐蕃）、二位が日本。これを見た日本の遣唐副使である大伴古麻呂は抗議します。「日本を二位にして新羅使を一位にするのは理に反する。なぜなら新羅は日本の朝貢国だからだ」。すると唐の担当官は日本側の抗議を認め、新羅と日本の位置を入れ替えたのです。

東の一位が日本、二位がアッバース朝になったわけです。つまり、日本の遣唐使とアッバース朝の遣唐使が隣でご飯を食べているのです。もちろんこのタイミングで感染が起こったというつもりはありません。しかし日本人や中国人たちはすでに天然痘の免疫をもっていて、アラブ人はそうではなかった可能性があります。事実、この使節団が帰国した翌年、カリフが天然痘で亡くなっているわけですから。

「早良親王の祟り」で幻となった長岡京

「鳴くよウグイス平安京」で、七九四年と年号を覚えられる平安京遷都を実行したのが聖武天皇から五代くだった第五十代桓武(かんむ)天皇(七三七〜八〇六年)ですが、平安京へ遷都する前に長岡京(ながおかきょう)に遷都していました。京都市の南部にある長岡市。ここが、短いあいだですが日本国の都だったのです。近年の発掘調査によって実在が確認された、幻の都・長岡京への遷都をめぐる政変。ここにも疫病がかかわってきます。

聖武天皇の天平年間には、奈良の平城京が都でした。ここで天然痘と麻疹が大流行したため、東大寺と大仏を建立したことを先に説明しました。

その疫病が収まったあとも、聖武天皇には男の子が生まれませんでした。聖武天皇は発症しませんでしたが、天然痘の後遺症の一つに男性の不妊症がありますので、もしかするとなんらかの影響があったのかもしれません。たとえ女子であっても、直系の子孫に跡を継がせたい聖武天皇は、一人娘を後継者に指名しました。これが孝謙天皇、のちに重祚して称徳天皇です。この病弱な女帝のもと、皇族と藤原氏と怪僧・道鏡が権力闘争を展開し、多くの犠牲者を出しますが、結局、称徳天皇は後継者がいないまま病死し、聖武天皇の一族（すなわち天武天皇の直系の子孫）は断絶してしまいました。

この結果、はるか遠い親戚――天智天皇の子孫を擁立することになりました。これが桓武天皇の父の光仁天皇です。この光仁天皇即位の根回しをしたのが、藤原永手や藤原百川でした。百川は藤原四兄弟の一人である宇合の八男です。藤原氏の始祖である中臣鎌足は天智天皇の側近

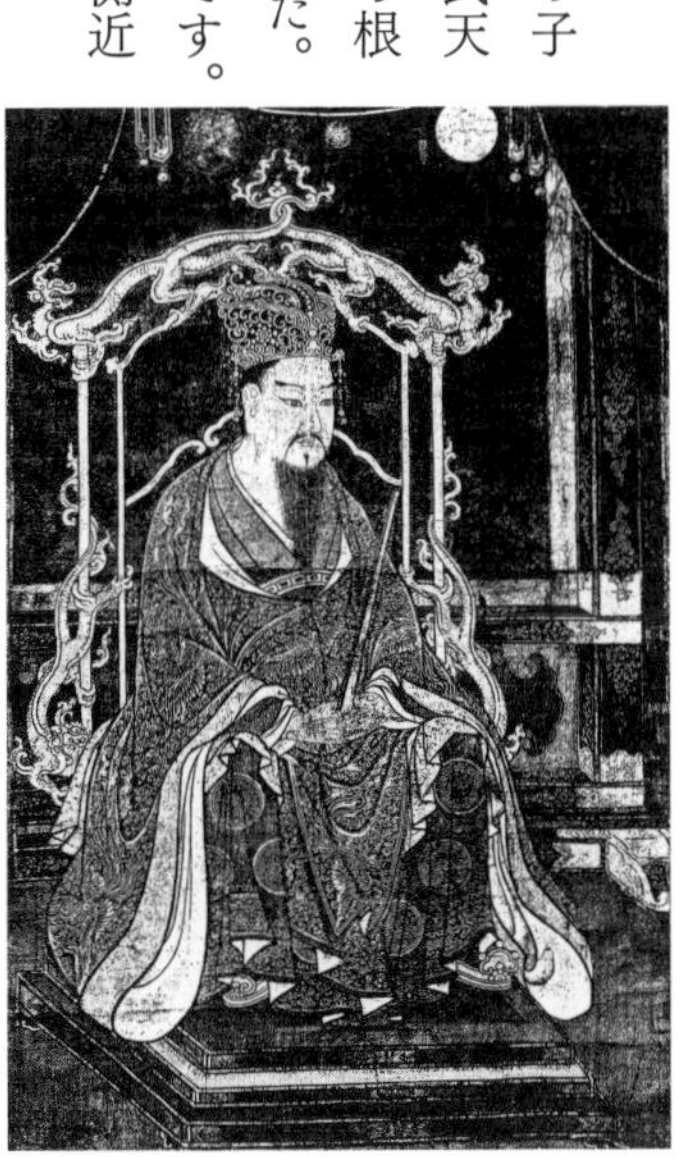

桓武天皇

ナンバーワンでしたから、天智系の天皇を復権させることに、百川には格別の思い入れがあったはずです。百川の甥が藤原種継で、光仁天皇の皇子である桓武天皇に仕えました。

この藤原種継が、長岡に新しい都を建設することを桓武天皇に進言します。

最大の理由は、興福寺をはじめとする仏教教団の政治介入を桓武天皇が嫌ったことでした。道鏡が称徳天皇の側近として権勢を振るった苦々しい記憶が残っていたからです。そこで桓武天皇は種継を長岡京建設の責任者に任命し、既得権益集団である仏教教団を平城京もろとも捨てるという決断をします。

これは、興福寺をはじめとする奈良の仏教勢力から見れば、許しがたい話です。そこで彼らは考えました。桓武天皇を廃し、実弟である早良親王を即位させようと。早良親王は出家して東大寺に入っていましたが、父・光仁天皇に皇太子として指名され、還俗（僧籍を離れ、俗人に返ること）していました。藤原種継を排除し、都を平城京に戻す――こうした謀議が平城京では行なわれたようです。ちなみに、『万葉集』の編纂で有名な歌人の大友家持も、〝そちら側〟の人間でした。

緊張が高まるなか、長岡京建設の現場指揮官である藤原種継が、夜の工事現場で何者かに弓矢で射殺されるという事件が発生します。側近を殺された桓武天皇は激怒し、容疑者の一斉逮捕を命じます。そこで真っ先に捕まったのが実弟の早良親王でした。早良親王は必死に身の潔白を兄に訴えますが聞き入れられず、謀反人として淡路島へ流刑という判決がくだされました。兄への抗議の意を示すために一切の飲食を断った早良親王は、護送されていく途中、河内国(かわちのくに)（大阪府）で憤死しました。これが早良親王事件です（延暦四〔七八五〕年）。

当然のこと、殺人事件が起こった長岡京は不吉だという話になりますが、桓武天皇は平城京に戻る気がありません。そこで桓武天皇は、長岡京の北の山背国(やましろのくに)に平安京の建設を命じました。これに協力したのが同地の豪族であった秦(はた)氏です。秦氏は渡来人系の一族で、莫大な資産と土木治水技術を有していました。

こうした最中、再び豌豆瘡が流行します。天然痘です。感染者は宮中にもおよび、桓武天皇の生母である皇太后（高野新笠(たかののにいがさ)）、さらには二人の皇妃が相次いで亡くなります。世継ぎの皇太子（平城(へいぜい)天皇）も病に倒れ、一族全滅かというところまで追い込まれていったのです。

そこで死の恐怖に怯(おび)えた桓武天皇が何を思ったか——もう予想がつくかと思いますが、無念の死を遂げた弟である早良親王の怨霊(おんりょう)の仕業だ、と見なしたのです。聖武天皇が「長屋王の呪い」に怯えたのと同じ精神構造です。桓武天皇は、死者である早良親王に崇道(すどう)天皇の諡(おくりな)を奉ります。天皇にしてあげるから許してもらえないか、ということです。

下の図を見ればわかるように、平安京は鴨川と桂川との合流地点に建設されました。大雨のたびに水浸しになるような土地で、秦氏の高度な土木治水技術が求められたのです。都の完成後も右京と呼ばれる西側は湿気が多く、衛生状態に問題があったようです。天然痘の終息後も繰り返し疫病が襲いかかったのは、地理的要因もあったのです。

そこで桓武天皇は、平安京を霊的に守護するための新しい寺院を建設させました。東寺と西寺です。さらに桓武天皇は、唐に留学して帰国したばかりの最澄（七六七～八二二年）を招き、桓武天皇の病気平癒や災禍除去のための修法を行なわせましたが、その翌年、東寺・西寺の竣工を見ることなく崩御します。

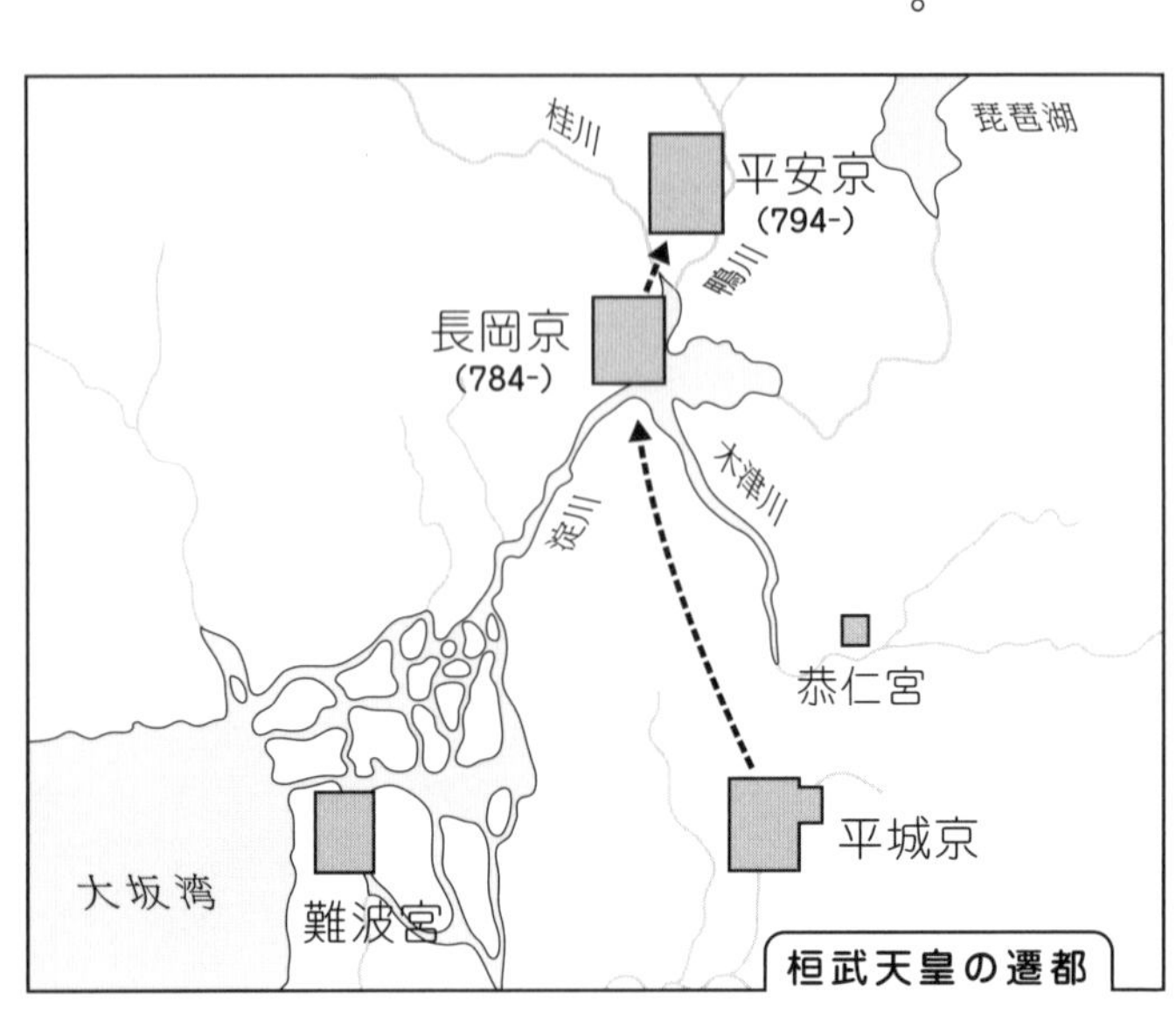

桓武天皇の遷都

桓武天皇の第二皇子である第五十二代嵯峨天皇の時代には、平安京の正門である羅城門を挟んで東西に東寺と西寺が完成し、嵯峨天皇に東寺を任された空海（七七四〜八三五年）が密教の力で都を守護しました（西寺はのちに何度か焼失し、廃寺となりました）。しかし最澄や空海の力をもってしても、都に襲いかかる災厄の数々を封じ込めることはできなかったのです。

祇園祭の始まりと「ケガレ思想」

平安時代前期、第五十六代清和天皇の貞観年間（八五九〜八七七年）から、第六十代醍醐天皇の延喜年間（九〇一〜九二三年）は、疫病に自然災害が加わって、すさまじい状況でした。

まず、日本史上初の赤痢の流行でバタバタと人が死にました。赤痢菌は飲食物によって感染するので、平安京の排水の悪さと何かの関係があったのかもしれません。また現在、赤痢は日本よりも暖かい地域で流行しているので、当時の日本は現在よりも温暖な気候であったことがわかります。この時代を「中世温暖期」と呼び、欧州ではヴァイキングの活動が活発化しました。

次に貞観五（八六三）年、咳が止まらない感染症が襲います。日本の六つの正史である六国史の第六にあたる『日本三代実録』には咳逆とか「しわぶき」と記録されていますが、これは日本史上初のインフルエンザの流行だといわれています。

後述しますが、その数年後の貞観六（八六四）年から貞観八（八六六）年にかけて、富士山の貞観大噴火が起こり、その数年後の貞観十一（八六九）年には、三陸で貞観地震が起こります。二〇一一年に東日本大震災が起こったとき、これほどの大地震は「貞観地震以来、千年ぶりだ」と報じられました。その規模の震災が起こったわけです。西日本は疫病、東日本は大震災により、そこかしこに遺体が転がっているような状況だったのでしょう。

繰り返される自然災害と疫病。このような大災厄の原因は、早良親王の怨霊だけではなく、これまで非業の死を遂げた者たちの怨念がすべて降りかかってきたのだろうということで、怨霊たちを一緒にお祀りする大規模な鎮魂祭が、平安京の神泉苑（皇居庭園）で貞観五（八六三）年に始まりました。これを御霊会といい、祀られる怨霊は時代によって入れ替わっていきます。

さらに貞観十一（八六九）年には、律令制度下の国の数を示す六六本の鉾を並べて全国の災厄を集め、祇園神社（八坂神社）から神輿を出して怨霊を鎮魂する儀式が始まりました。これが、現在も続く祇園祭の起源とされています。

このころから「血」や「死」を忌み嫌う風潮が強まっていきました。「死」が感染するという「死穢（死のケガレ）」の概念が明確になります。嵯峨天皇は律令で定められた死刑の執行を停止し、以後三百五十年間にわたって踏襲されました。

殺生禁断の仏教の影響もあるでしょうが、何より「死穢」の発生を恐れたからでしょう。動物の肉を食することを避ける傾向も、より強まっていきます。生肉が赤痢など感染症の発生源であるという合理的理由だけではなく、こちらも「死穢」の発生を恐れたからです。「死穢」を避けるため、死体を放置しないですぐに片付けるという習慣も始まりました。そのために検非違使という役所もできます。

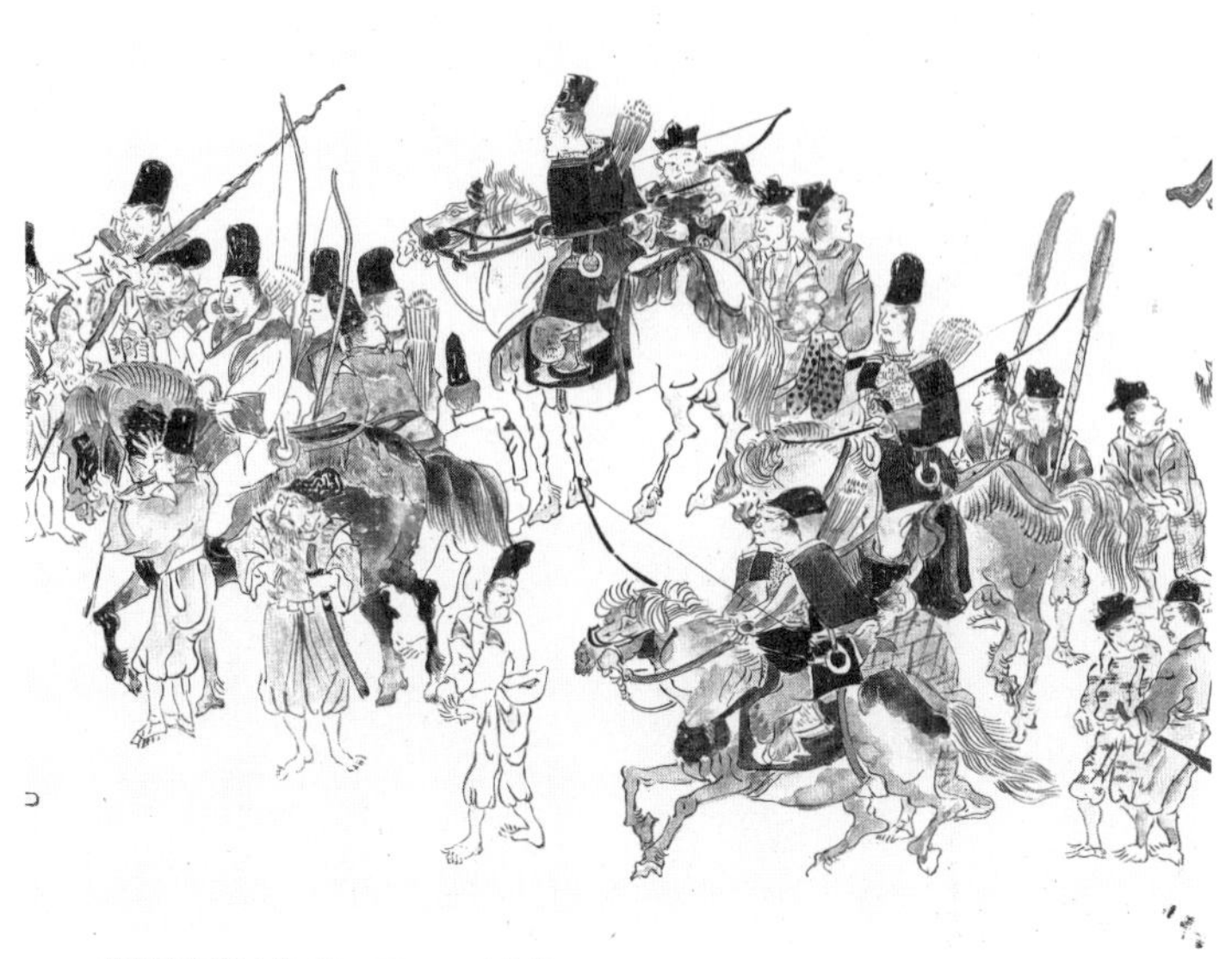

検非違使（『伴大納言絵詞』国立国会図書館蔵）

平安京の警察機関ですが、治安の維持や刑の執行に加えて、市街の掃除、とくに死体の除去——行き倒れた死体を特定の場所に運び、高貴な人々の目に触れないようにするのが重要な仕事でした。この検非違使の下働きとして、実際に死体に触れる作業をする人たちがいました。これが中世の被差別身分の始まりです。穢れ思想が強まれば強まるほど、被差別身分の人々の仕事は増加していったのです（丹生谷哲一『増補 検非違使』平凡社ライブラリー）。

こうして確立した「ケガレ思想」は、現代日本人の潔癖性とも関係しているのではないかと思われます。そもそも神道は穢れを嫌い、その儀式は「祓い清め」が中心となっています。江戸時代に日本を訪れた外国人は異口同音に「日本人の清潔好き」に言及していますし、いまで

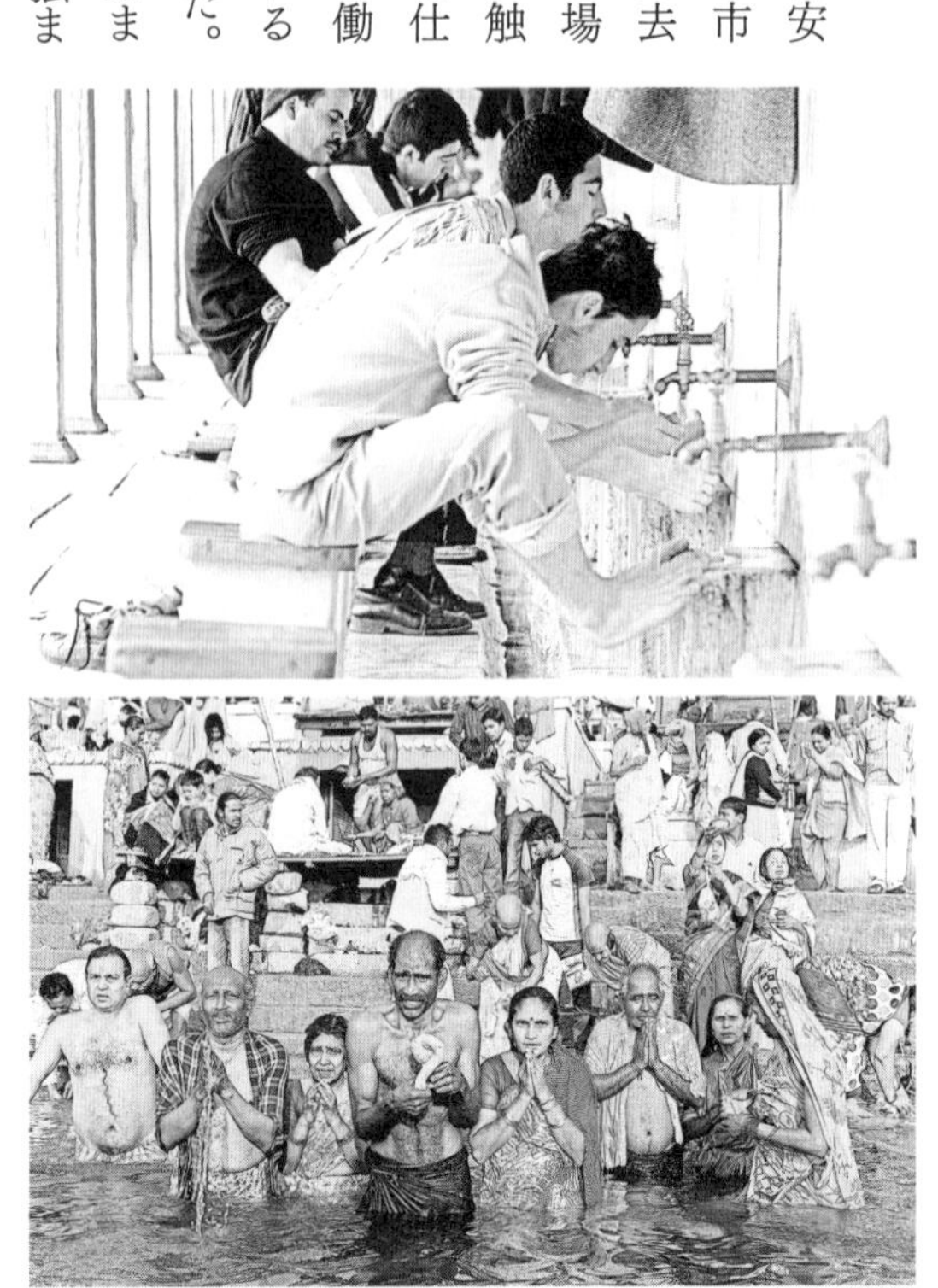

イスラム教のお清め（上）と、ヒンドゥー教のお清め（下）（PPS通信社）

もたとえば神社に行ったとき、お参りの前に私たちは必ず「手水（ちょうず）」を使います。神道では、自らの「祓い清め」が神様に近づくための大切な行ないになっているからです。

考えてみれば、キリスト教では入信のときに「洗礼」の儀式を行なうことがありますが、礼拝のときに毎回手を洗うようなことはなく、仏教でも手を洗うという習慣はあまりありません。

神道のように「祓い清める」という習慣があるのは、ユダヤ教とイスラム教です。日本の神社では手を洗い、口をすすぐことがほとんどですが、イスラムのモスクでは足まで洗います。さらにすごいのがインドのヒンドゥー教で、川に飛び込んで全身を清めます。この宗教儀式としてのお清めも、疫病に対する恐れと信仰とが結びついているからではないかと思います。

度重なる不運の末に天神信仰が誕生した

このような「祓い清め」の観念が、平安前期になるとさらに強くなります。遣唐使の廃止を第五十九代宇多（うだ）天皇に建言した菅原道真（すがわらのみちざね）（八四五〜九〇三年）という人物がいます。彼は学者出身で、次の醍醐天皇のもと、右大臣（副首相）の地位にまで昇りつめますが、ときの権力者である左大臣（首相）・藤原時平に警戒されます。
昌泰四（九〇一）年、道真は「醍醐天皇を廃位し、道真の娘婿でもある斉世親王（醍醐天皇の弟）を天皇に擁立しようとした」という謀反の容疑で突然解任され（昌泰の変）、大宰府の権帥（北九州防衛軍の名誉司令官）という閑職に左遷されて一族もろとも失脚しました。そのまま都に帰れず博多で怨みを残して亡くなったと噂されましたが、その後、都で怪異現象が続きます。

まず、昌泰の変を仕掛けた主要人物が次々に急死します。都では疫病が流行し、延喜九（九〇九）年、事件の張本人である藤原時平が三十九歳で急死しました。醍醐天皇の子の保明親王と克明親王の二人が若くして亡くな

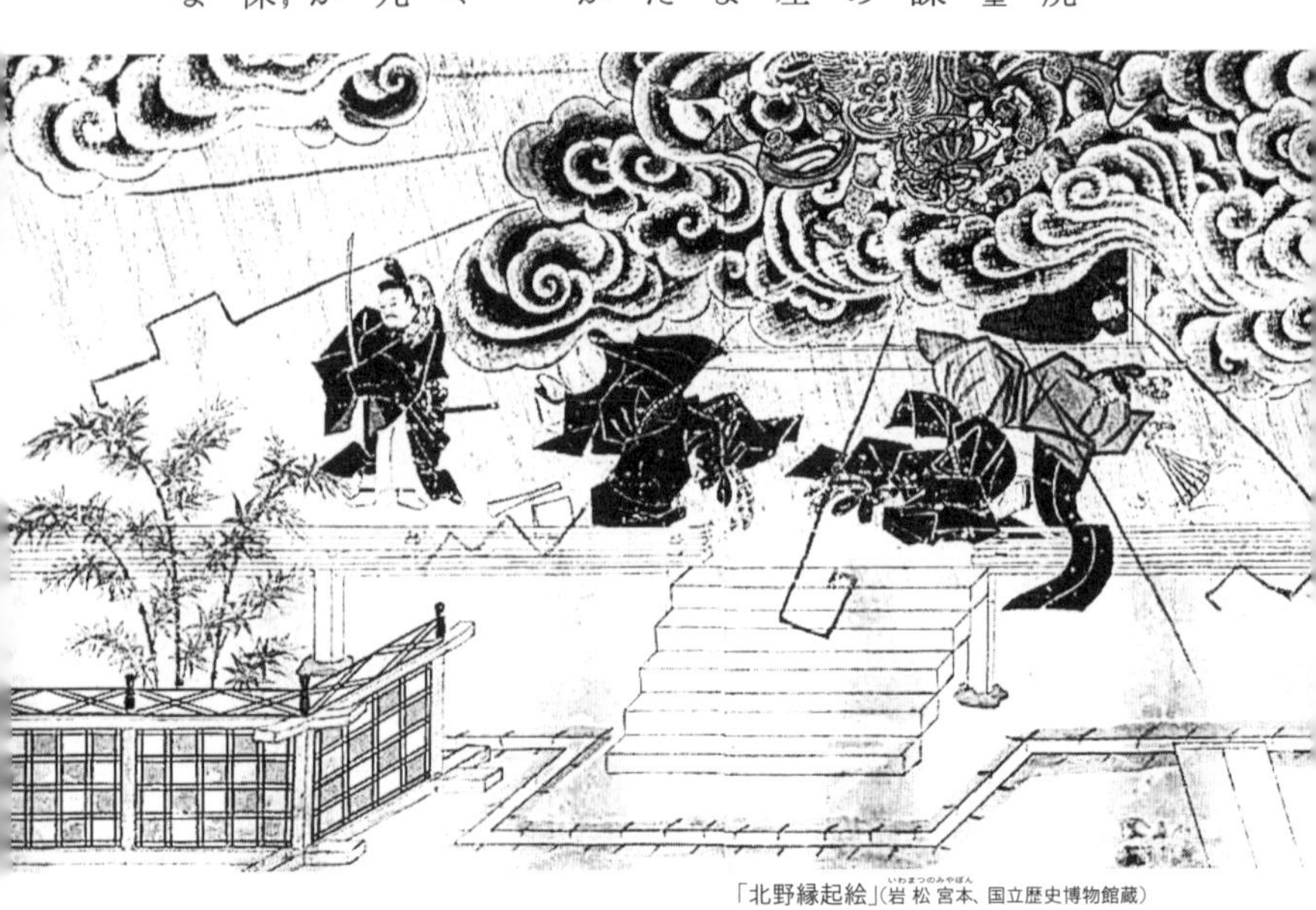

「北野縁起絵」（岩松宮本、国立歴史博物館蔵）

ります。皇太子であった保明親王が二十一歳で亡くなったのは延喜二十三（九二三）年ですが、その一カ月後、「祟り」を恐れた醍醐天皇は、道真を右大臣に戻し、正二位を追贈しました。しかし、それでも「祟り」は収まらず、保明親王の遺児で皇太子となった慶頼王もその二年後、わずか五歳で亡くなりました。

さらに衝撃的だったのは、延長八（九三〇）年の清涼殿落雷事件でした。清涼殿とは天皇の日常のお住まいですが、六月二十六日のお昼過ぎ、旱魃対策を話し合う会議の最中に黒雲が天を覆って雷鳴が轟き、清涼殿と紫宸殿（宮中の儀式を行なう殿舎）が落雷の直撃を受けたのです。轟音と火柱のなか、閣僚級を含む数名が即死し、逃げ惑う人々で宮中はパニック状態。もっとも清浄を保たれるべき宮中で、大量の「死穢」が発生したのです。醍醐天皇はご無事でしたが、この日を境に体調を崩し、三カ月後に崩御されました。

落雷事件によって雷が「菅原道真公の怨霊」と結びつけられた結果、天暦元（九四七）年、村上天皇の勅命により京都の都の天門にあたる北野の地に道真を祀りました。これが北野天満宮の由緒です。その後も「祟り」は収まらなかったため、左大臣・太政大臣を追贈し、一条天皇により、「北野天満大自在天神」の御神号を下賜されました。道真公もこれで怒りを鎮めたようで、江戸時代以降は「学問の神」となり、今日では受験生の守護神となっています。

地殻変動の活発化と東アジア諸国の興亡

本章では、八〜十世紀における日本の感染症の歴史を述べてきましたが、最後にもう少し違った角度で、その時期を論じてみましょう。

この間は、地球的な規模で見ると「中世温暖期」が始まる時期です。太陽の活動が活発になって気温が上昇したため、北欧では氷が解けて深い入江（フィヨルド）を拠点とするノルマン人（ヴァイキング）の活動が活発化し、ヨーロッパ各地を侵略したほか、グリーンランドを発見し、北アメリカのカナダ沿岸にも入植しました。

同時代の北アジアではウイグルや渤海が唐帝国の支配を脱し、日本では桓武天皇の命を受けた征夷大将軍・坂上田村麻呂が、東北の先住民（蝦夷）への遠征を行ない、現在の岩手県から秋田県までを朝廷の支配下に置きました。そうした動きの背景にも、温暖化の影響を見ることができます。

さらに東アジアに目をやると、温暖化のみならず、その時期は地殻変動が活発であったこともわかります。たとえば、先に取り上げた貞観六（八六四）年の富士山の貞観大噴火。山梨県に青木ヶ原という広大な樹海がありますが、あれはもともと富士山の溶岩流の上にできたもので、その溶岩流はこの貞観大噴火で流れ出たものなのです。それほど大規模な噴火でした。

その五年後の貞観十一（八六九）年には、東北の太平洋岸を壊滅させた貞観地震が起こります。地球レベルで俯瞰すれば、貞観大噴火と貞観地震には何かしらの関係があると考えたほうが自然です。さらに、延喜十五（九一五）年には十和田火山の噴火が起こります。秋田県と青森県の境に十和田湖という大きな湖がありますが、これはもともと巨大な火山であり、延喜十五年の大噴火でできた噴火口（カルデラ）に水が溜まり、十和田湖になったのです。

当時、十和田周辺はまだ朝廷の力が及んでい

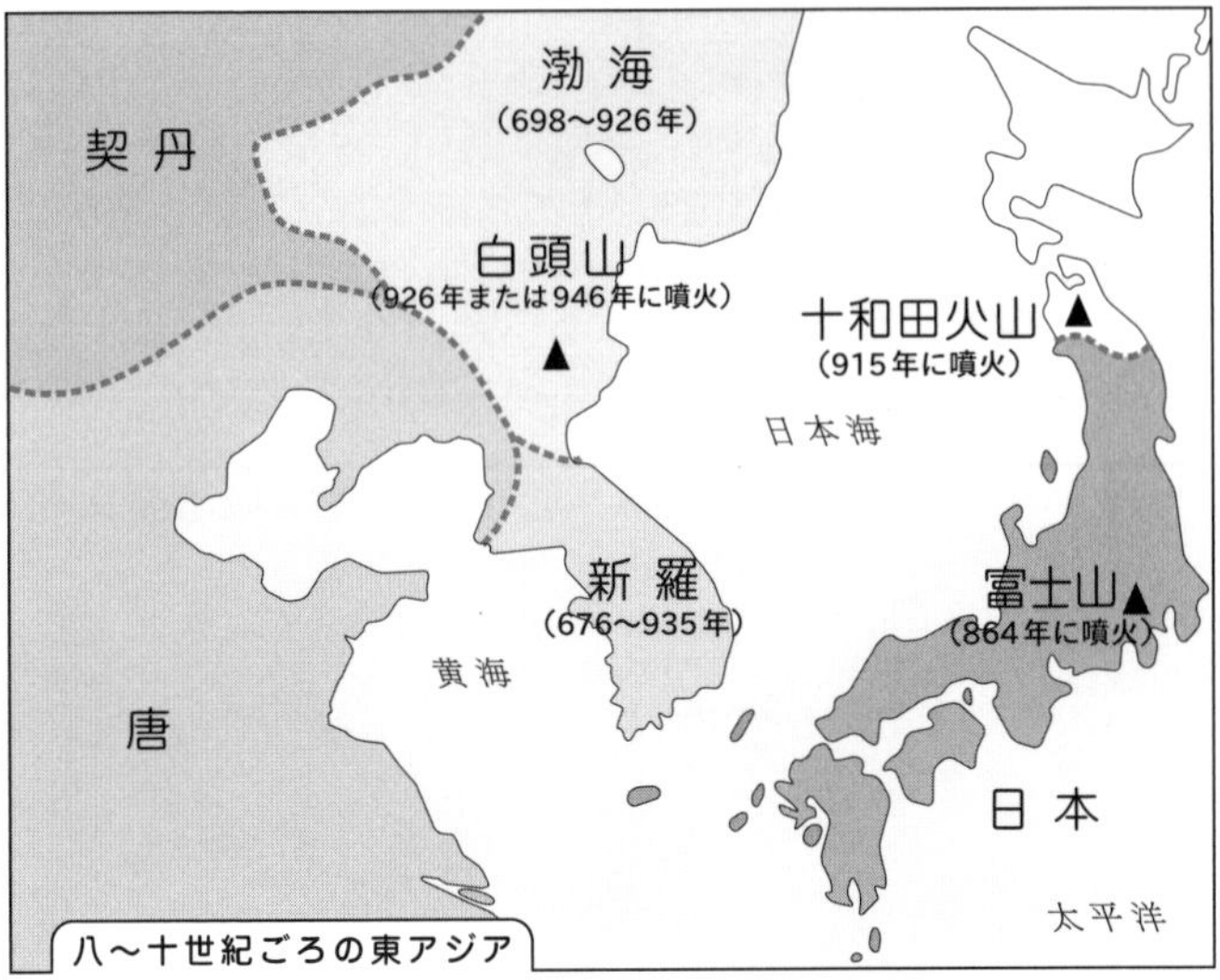

八〜十世紀ごろの東アジア

渤海
(698〜926年)
契丹
白頭山
(926年または946年に噴火)
十和田火山
(915年に噴火)
日本海
新羅
(676〜935年)
富士山
(864年に噴火)
黄海
唐
日本
太平洋

ませんでしたが、平安時代後期に比叡山の僧・皇円（?～一一六九年）が編集した『扶桑略記』という歴史書には、「日が昇っても輝かず、月のように見えた。その数日後、出羽国（山形県・秋田県）から報告、空から灰が降ってきて桑の葉が枯れたそうだ」というような記述があります。この記録が、十和田噴火による火山灰の降下を意味するのだろうと考えられているのです。

さらに視点を広げると、現在の中国と北朝鮮の国境に白頭山という有名な火山があります。朝鮮民族の始祖が降臨したとされる山ですが、これも活火山で、山頂には天池というカルデラ

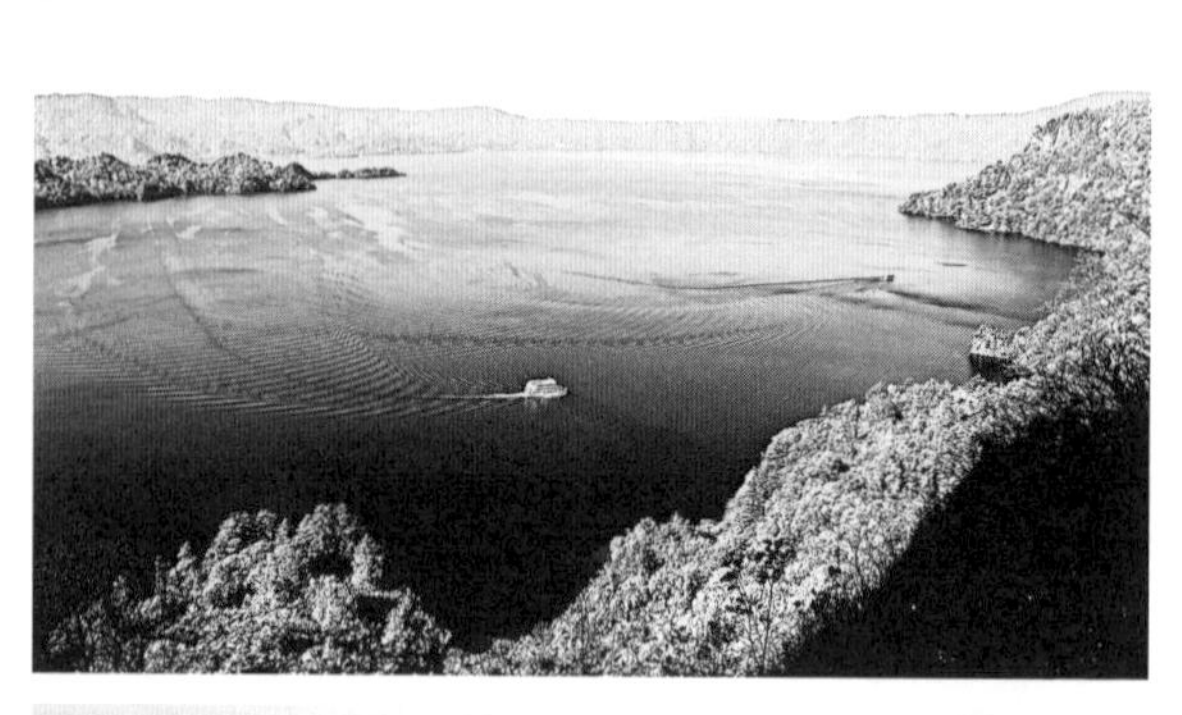

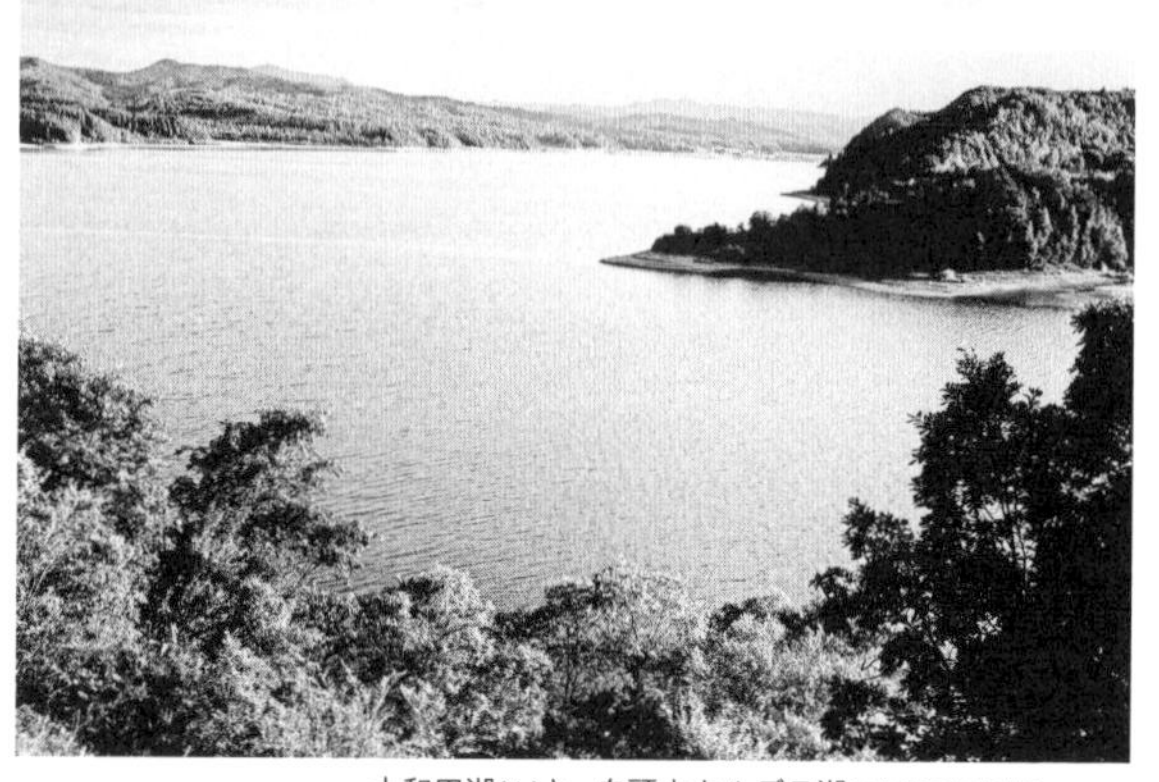

十和田湖（上）と、白頭山カルデラ湖（下）（PPS通信社）

湖があります。そしてこの白頭山も、九〇〇年代に大噴火を起こしています。その時期は九二六年説と九四六年説の二説があり、はっきりしません。その当時は渤海の領土でしたが、渤海が九二六年に滅亡したため、その記録も消滅したからです。

日本とは友好関係を保った渤海ですが、急速に衰えて滅亡します。直接的にはモンゴル系の契丹(きったん)人に攻め滅ぼされたのですが、この渤海滅亡がまさに九二六年であるということは、白頭山の噴火と関係がある可能性を考えずにはいられません。もちろん、九四六年噴火説をとればこの説は成り立ちませんが、今後の研究に待ちたいと思います。

いずれにせよ、富士山(八六四年)、十和田火山(九一五年)、白頭山(九二六/九四六年)という東アジアの三火山が九〇〇年前後に相次いで大噴火を起こしているので、当然、その火山灰は上空に達し、太陽光を妨げたはずです。これが自然環境に影響しないはずがありません。寒冷化は飢饉と直結し、社会不安を招きます。このことと、東アジアの動きをどのように結びつければよいのか。わかりやすく考えるために、次のような年表をつくってみました。

貞観年間 859～877（清和天皇、陽成天皇）

861 赤痢

863～4 咳逆

863 最初の御霊会

864 富士山貞観大噴火↓青木ヶ原樹海の形成

867～ 新羅で疫病と飢饉が繰り返される

869～ 新羅の入寇（博多・対馬・壱岐、松浦、平戸、有明）

869 貞観地震　最初の祇園祭

875～884 唐で黄巣の乱（↓907　唐が滅亡）

894 日本、遣唐使を廃止（菅原道真）

延喜年間 901～923（醍醐天皇）

915 十和田火山噴火↓十和田湖の形成

926 渤海滅亡↑白頭山噴火？

930 清涼殿落雷事件

935 新羅滅亡　日本で平将門の乱

946 『興福寺年代記』の記述「奈良で降灰」↑白頭山噴火？

貞観大噴火の三年後から、新羅でも疫病と飢饉が蔓延しました。食べるに困った新羅人の一部が海賊となって、博多・対馬・壱岐などを繰り返し襲った事件を「新羅の入寇」といいます。そして貞観地震のあと、唐も政情不安となり、黄巣の乱（八七五〜八八四年）という大規模な農民反乱が起こります。この大乱で唐帝国は事実上、崩壊し、その約三十年後の九〇七年に滅亡しました。その後、十和田噴火が起こり、同年に平安京でまた天然痘が流行します。そして渤海滅亡、白頭山の噴火と続いて九三五年に新羅が滅亡、日本ではその年に平将門の乱が発生するのです。

こうして日本と世界をつなげてみれば、地殻変動による自然環境の急変→農民の窮乏→社会不安による政権交代、という流れが、東アジア全体で起こっていたということが、よりはっきりと見えてくるのではないでしょうか。

太陽の活動と火山活動が人類史に与えた影響については、拙著『ジオ・ヒストリア』（笠間書院）にまとめました。興味のある方は、併せてお読みください。

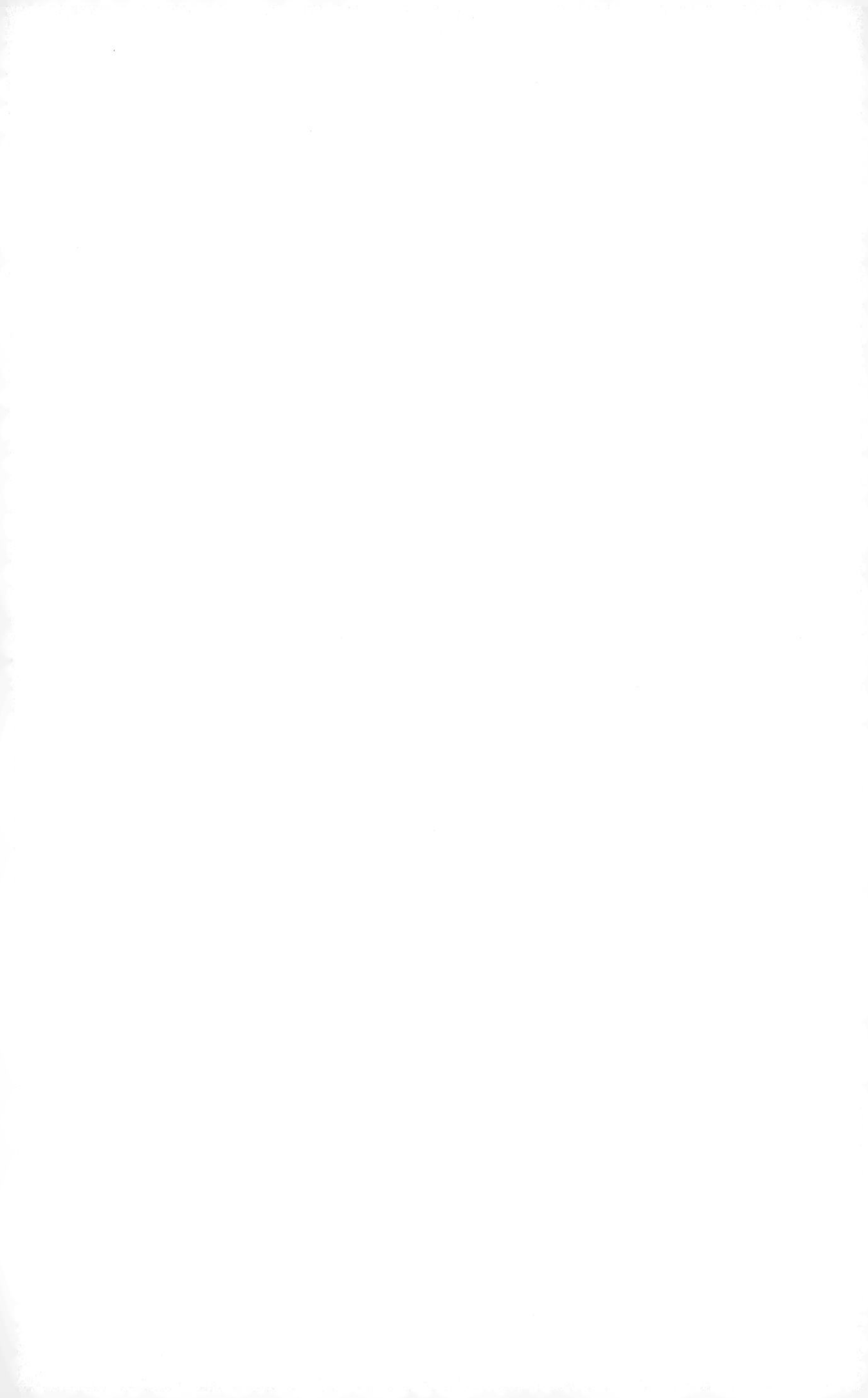

第4章

人間の尊厳とは何か

——ハンセン病の世界史

致死率の低いハンセン病が恐れられた理由

一八七三年にその病原菌を特定したノルウェーの医師アルマウェル・ハンセン（一八四一〜一九一二年）の名をとって名づけられたハンセン病は、かつて癩（らい）病とかレプラといわれていました。ハンセン病は結核菌とよく似た癩菌が、皮膚細胞内の白血球や末梢神経に寄生することで発症します。主に乳幼児期に飛沫感染で感染するという説もありますが、潜伏期間が非常に長いために感染経路を摑（つか）みにくく、遺伝病であるという誤解も広まっていました。

ハンセン病は感染力が弱く致死率が極めて低いため、天然痘やペストのような爆発的な感染は起こらず、大量死を招くこともありません。それにもかかわらず、この感染症が人類に大きな恐怖を与えてきたのは、病状が悪化すると顔面や手足の変形・障害を引き起こし、回復後も後遺症を残すからです。それが祟りや罪業の報いと見なされ、患者や元患者への理不尽な差別が世界中で行なわれてきました。

しかし、一九四三年にアメリカでプロミンという特効薬の有効性が確認され、治療への道が拓けました。現在、日本人の発症者は年間一ケタ台に抑えられています。遺伝病でないことも確認され、患者を隔離する必要もありません。

ハンセン病の初期症状は皮膚の斑点や斑紋ですが、患部は痛くも痒(かゆ)くもありません。感染部分の皮膚が白くなるタイプと、光沢を帯びて赤くなるタイプがあります。末梢神経をやられると皮膚感覚が消失していき、怪我や火傷(やけど)を負っても気づきにくくなります。さらに進行すると、脱毛、肉芽腫(にくがしゅ)、耳・鼻・指の欠損、神経痛、手足の変形、運動障害などを引き起こし、合併症で死に至ることもあります。

ユダヤ教の律法を細かに定めた『旧約聖書・レビ記』には、皮膚の病は隔離の対象とするという記述があります。

もし、皮膚に湿疹、斑点、疱疹が生じて、皮膚病の疑いがある場合、その人を祭司アロンのところか彼の家系の祭司の一人のところに連れて行く。（レビ記13 - 2）

祭司はその人の皮膚の患部を調べる。患部の毛が白くなっており、症状が皮下組織に深く及んでいるならば、それは重い皮膚病である。祭司は、調べた後その人に「あな

たは汚れている」と言い渡す。（同13 - 3）

重い皮膚病にかかっている患者は、衣服を裂き、髪をほどき、口ひげを覆い、「わたしは汚れた者です。汚れた者です」と呼ばわらねばならない。（同13 - 45）

以下は重い皮膚病を患った人が清めを受けるときの指示である。彼が祭司のもとに連れて来られると、（中略）祭司は清めの儀式をするため、その人に命じて、生きている清い鳥二羽と、杉の枝、緋糸、ヒソプの枝を用意させる。（同14 - 2～4）

このあと祭司は一羽の鳥を殺し、その血を振りかけたもう一羽の鳥を野に放つことで、清めの儀式とします。その後も患者は七日間野宿し、七日目に全身の毛を剃（そ）って衣服を改め、八日目に羊と穀物を神に捧げて焼き尽くし、初めて「清くなる」と規定されています。

同じく『旧約聖書・ヨブ記』は、「正しき人」であるヨブを悪魔（サタン）が苦しめ、神への信仰を捨てさせようと試みる物語です。

サタンはヨブに手を下し、頭のてっぺんから足の裏までひどい皮膚病にかからせた。ヨブは灰の中に座り、素焼きのかけらで身体中をかきむしった。（ヨブ記2-7～8）

ここでは皮膚病が、「サタンによる試練」として描かれています。

ヘブライ語で書かれた『旧約聖書』で、皮膚病を意味する単語は「ツァラート」です。のちにこの単語は、ギリシア語・ラテン語で「レプラ」と翻訳されました。ローマ帝国時代の医学者であるガレノス（一二九ごろ～二〇〇年ごろ）が、「レプラ」をハンセン病の意味で使ったため、さかのぼって『旧約聖書』の「ツァラート」も「ハンセン病」と訳されてきたのです。しかし、今日では他の皮膚病も含むのではないかという観点から、たんに「皮膚病」として訳されているようです。[※3]

ギリシア語で書かれた『新約聖書』では、イエスが皮膚病患者を「清めた」という奇跡が語られます。

※3　隅田寛「旧約聖書にみる皮膚疾患とハンセン病」（コ・メディカル形態機能学会機関紙『形態・機能』第3巻第1号）https://www.jstage.jst.go.jp/article/keitaikinou2002/3/1/3_1_21/_pdf/-char/ja

イエスがある町におられたとき、そこに、全身重い皮膚病にかかった人がいた。(中略)イエスが手を差し伸べてその人に触れ、「よろしい。清くなれ」と言われると、たちまち重い皮膚病は去った。

(ルカによる福音書5-12〜13)

ユダヤ教徒は『旧約聖書』の律法を厳守することに重きを置いています。一方で、イエスは律法の形式主義に対する批判者でした。患者にさまざまな「清め」の儀式を要求する形式主義からの解放のため、イエスが皮膚病患者に「清くなれ」と語ったのでしょう。

ハンセン病患者の救済者・聖フランチェスコ

ハンセン病患者の救済施設はローマ帝国末期にキリスト教会によって建設され、そうした施設が中世には地方都市にも広がっていきましたが、次第にそうした施設は救済事業的な性格から、立法による隔離政策へと変節を遂げていきます。のちのフランス・ドイツ・イタリアを合わせたフランク王国では、七八九年にカール大帝によって勅令が出され、行政的な患者の隔離政策が台頭することになります。

十一世紀末から十三世紀にかけて、キリスト教徒がイスラム教徒からエルサレムを奪還するために行なった十字軍の時代、ハンセン病患者への迫害はエスカレートしていきました。

一一七九年に教皇アレクサンデル三世は、ヴァチカンの教皇宮殿にカトリック教会の指導者を招集し、第三ラテラン公会議を開催しました。この会議は、教皇権を否定する南フランスのカタリ派（アルビジョワ派）に対する異端宣告と、アルビジョワ十字軍の発動を決定したことで知られていますが、同時にハンセン病患者のキリスト教徒共同体からの追放（財産没収や結婚解消）を公認したのです。感染者は墓の前に立たされ、聖職者によって足元に土をかけられるという疑似的な葬儀によって「社会的な死」を宣告され、隔離施設に収容されることが定められました。

「ホスピタル」と呼ばれたハンセン病患者収容施設は、フランスだけで二〇〇〇カ所にも及んだとされていま

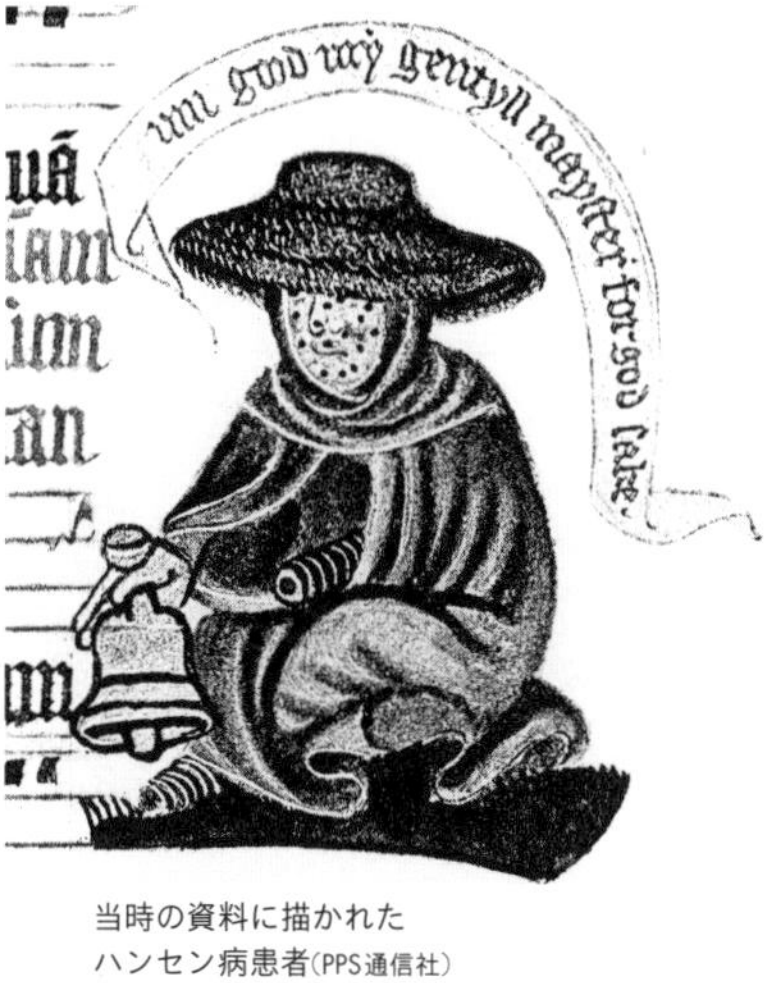

当時の資料に描かれた
ハンセン病患者（PPS通信社）

す。西欧における徹底的な隔離政策は、キリスト教以前のゲルマン社会の慣習によるものではないか、との説もあります。同時代のビザンツ帝国（東ローマ帝国）やイスラム世界での隔離は、はるかに小規模なものであったからです。

その一方、先に紹介した『新約聖書・ルカによる福音書』のイエスによる清めの物語は、ハンセン病患者に向き合うことが「キリスト者としての信仰の証」という考え方も生み出しました。感染者は「穢れた者」として共同体から排除されながらも、同時に「神にもっとも近い者」と見なされてもいたのです。

第一回十字軍（一〇九六〜一〇九九年）が聖地に建てたエルサレム王国など十字軍国家には、巡礼者のための病院が建てられ、その運営と医療活動は、対異教徒戦争に明け暮れた騎士たちによって支えられていました。とくに有名な騎士団として、聖ラザロ騎士団（一一〇四年ごろ創設）と聖ヨハネ騎士団（＝ホスピタル騎士団、一一一三年創設）があり、前者はよりハンセン病患者の介護で知られました。イスラム教徒の反撃で十字軍が敗退すると、これらの騎士団はヨーロッパへと戻り、医療活動に専念しました。

さらには、ハンセン病患者の救済者として欠かすことのできない人物に、フランチェスコ修道会を設立したアッシジのフランチェスコ（聖フランチェスコ、一一八二〜一二二六年）がいます。

彼は中部イタリアの小都市アッシジの豪商の子として生まれました。父ピエトロは、毛織物商人で市の有力者。仕入れのため南フランスにたびたび出かけ、息子を「フランス人（フランチェスコ）」と改名しました。息子のフランチェスコは、武勲をあげて騎士になることを望むごく普通の少年でした。

当時のイタリアは、都市国家間の抗争が続く戦国時代。保守派の貴族階級と、新興勢力の市民階級との対立も激化していました。ドイツ人の神聖ローマ皇帝が軍を南下させてイタリア支配をもくろみ、これに抗してローマ教皇が北イタリアの都市国家を同盟させ、皇帝軍を包囲しようとしていました。

フランチェスコが十六歳のころ、アッシジでは教皇派の市民によるクーデタが発生します。追放された貴族は、隣町ペルージャの援軍を得てアッシジを攻撃し、奪回しました。二十歳のフランチェスコは市民軍の一兵士として戦い、ペルージャ軍に囚われて一年以上投獄され、病を得ます。富豪の父が身代金を支払い、故郷に戻りますが、再び出奔して軍務につこうとします。再び戦場へ

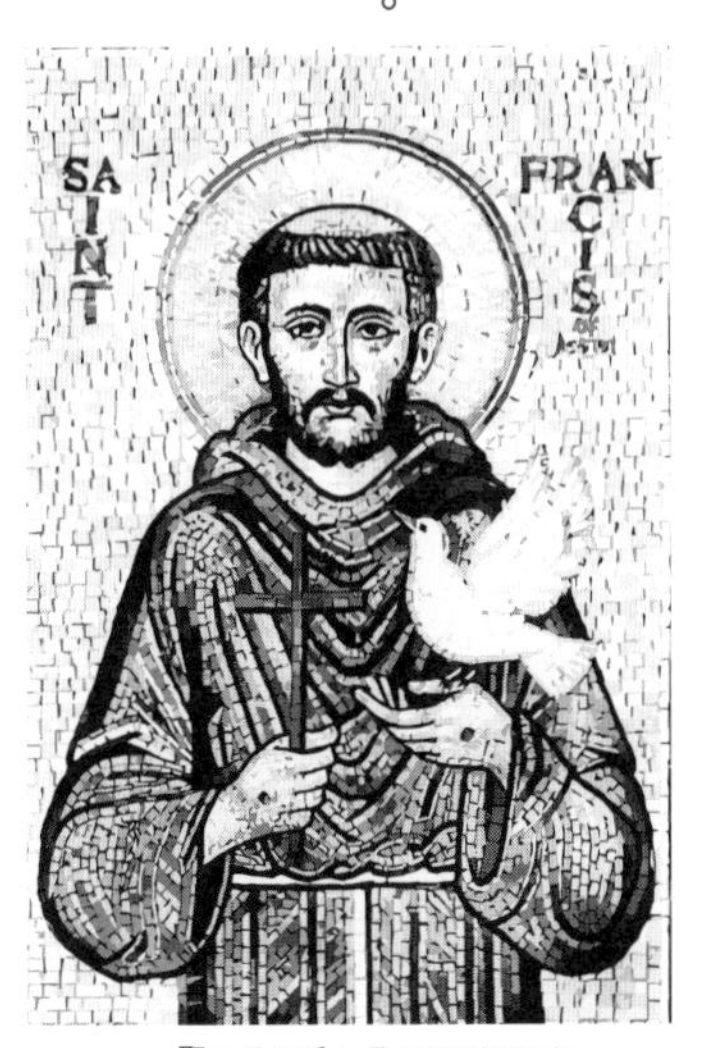

聖フランチェスコ（PPS通信社）

向かう二十三歳のフランチェスコは、そこで「声」を聞いたといいます。

「なぜ主人に仕えず、その僕(しもべ)に仕えようとするのか?」

ここでいう「主人」とは神、「僕」とはローマ教皇のことを指すのでしょう。

悄然(しょうぜん)とした様子でアッシジに戻ったフランチェスコは、それまでの享楽的な生活を捨て、森を散策し、祈りと瞑想(めいそう)の日々を過ごしました。父とも絶縁し、その財産を相続することを拒否しました。

ある日、馬で郊外へ出ようとしたフランチェスコは、物乞いに来たハンセン病患者と出会います。フランチェスコは衝動的に下馬し、患者の手に接吻(せっぷん)し、金貨を与えました。そしてこの行為が、彼に激しい喜びと感動を与えたというのです。この日から、彼は郊外のハンセン病収容所に通い、介護を行なうようになりました。

喜びと感動に満ち溢れて、これからもこの行為を繰り返したいと思った。ハンセン病施設に行き、各病人に金貨を与え、手と口に接吻した。

わたしがまだ罪の中にいた頃、重い皮膚病を患っている人を見ることは、余りにも耐えがたく思われました。それで、主は自らわたしを彼らのうちに導いて下さいました。そこで、わたしは彼らを憐れみました。そして、彼らのもとを去ったとき、以前のわたしには耐えがたく思われていたことが、魂と体にとって甘味なものに変えられました。

（カエタン・エッサー『聖フランシスコの会則と遺言』「フランシスコの遺言」教友社）

彼らの救済に生涯を捧げたフランチェスコは一二〇九年、教皇インノケンティウス三世の許可を得て活動を承認され、一二二三年には教皇ホノリウス三世からカトリックの修道会として正式な認可を得たのです。

十字軍の失敗は、「地上における神の代理人」を自認してきた教皇権の衰退を引き起こしました。一三一四年、フランスでは権力集中をはかるカペー朝の国王フィリップ四世が、教皇との全面対決に踏み切りました。聖地巡礼者のための金融業者として巨利を蓄積していた教皇直属のテンプル騎士団に解散を命じ、抵抗する同会幹部を悪魔崇拝、男色などの容疑で異端審問にかけ、拷問(ごうもん)で罪を〝自白〟させて火刑に処したのです。

騎士団長ジャック・ド・モレーは炎のなかでフィリップ四世を呪いますが、王は意に介さず、騎士団の莫大な財産を没収しました。少し前の一三〇六年に王はフランス在住のユダヤ人を一斉逮捕し、財産を没収して国外追放しています。

フランス王位を継いだ次男のフィリップ五世は、矛先をハンセン病患者に向けました。一三二一年、「ハンセン病患者がユダヤ人と結び、井戸に毒を入れた」という噂が広まります。フィリップ五世は収容所にいた患者を逮捕、投獄し、〝罪の告白〟を迫ります。拷問に耐えかねて〝告白〟した数千人の患者が火刑に処されました。財産没収はいうまでもありません。

テンプル騎士団長ジャック・ド・モレーの呪いのためか、フィリップ四世の三人の息子は次々に早世し、カペー朝は断絶します。傍系のヴァロワ朝がフランス王位を継承しますが、イギリス王も王位継承権を主張して北フランスに上陸しました。これが百年戦争（一三三九〜一四五三年）の始まりです。この戦争中、フランスはイギリス軍に蹂躙（じゅうりん）されたうえ、黒死病と呼ばれたペスト（第5章参照）に襲われ、崩壊寸前にまで追い込まれました。

この十四〜十五世紀を通じ、西欧各国のハンセン病患者は激減し、多くの収容所は無人となりました。抵抗力を失っていたハンセン病患者がペスト禍の直撃を受けたという説、同時期に結核が広まった結果、結核の免疫がハンセン病にも効果を示したなどさまざまな説が唱えられていますが、真相はわかっていません。

二十年間で五万人を救った忍性のヒューマニズム

ヨーロッパから日本へと目を転じましょう。ハンセン病と思われる日本最古の記録は、平安時代中期（十世紀）の法令集である『延喜式（えんぎしき）』で定められた、神道のお祓いである「大祓（おおはらえ）」のなかに出てきます。ここでは、清められるべき「ケガレ」として「天津罪」「国津罪」が併記されています。「天津罪」「国津罪」とは、それぞれ以下のとおりです。

「天津罪」……水田耕作を中心とする共同体の秩序を破壊する行為。

「国津罪」……傷害、死体損壊、白人（しらひと）、胡久美（こくみ）（身体の瘤（こぶ）。くる病という説もある）、近親相姦、獣姦、虫害、落雷、鳥害、蠱道（こどう）（呪詛）。

「国津罪」のなかに出てくる「白人」について、これまではハンセン病の特徴である皮膚の脱色を示唆しているといわれてきましたが、先の『旧約聖書』の記述と同じように、より広い意味での皮膚病を指す可能性があるかもしれません。『延喜式』が成立した平安時代中期は（こちらもすでに第3章で見たように）、疫病と天変地異が続くなかでケガレ思想が確立した時代でした。「祓い清め」の方法が厳格にルール化されたのです。

そして平安末期になると、光明皇后（藤原光明子）とハンセン病患者の伝説が流布されるようになります。光明皇后は奈良時代に東大寺を建立した聖武天皇のお后で、熱心な仏教徒であり、病人の介護と孤児などの保護を目的として奈良の都に施薬院や悲田院を開いたことも、第3章で記したとおりです。薬草を無料で施し、皇后自身も介護にあたったことまでは史実ですが、ここから、以下のような伝説が生まれます。

皇后は、「法華滅罪之寺（総国分尼寺）の浴室で千人の民の垢を自らぬぐう」、という願を立てる。千人目は皮膚から膿を出す重病人であり、浴室は悪臭で満ちた。彼は皇后に膿を口で吸い出すよう求めた。皇后が意を決し、口で膿を吸いだされると、病人はたちまち光り輝く阿閦如来と化し、浴室は香気に満ちた。

この有名な伝説は、平安末期の正倉院文書に初めて現れ、鎌倉時代末期に臨済宗の僧・虎関師錬が著した仏教史書『元亨釈書』によって広まりました。ここで描かれている光明皇后の姿は、まるで福音書のイエスのようですが、「膿を口で吸い出す」という行為は、さらに強烈な印象を与えています。ここからわかるのは、日本でもハンセン病患者は忌避されていましたが、同時に「御仏の化身」であり、救済にもっとも近い存在でもあるという両義性を帯びていた、ということでしょう。

アニメ作家の宮崎駿は、その代表作『もののけ姫』の構想を練っているとき、自宅近くにある国立療養所多磨全生園を訪れて衝撃を受け、中世のハンセン病患者の姿をあえて

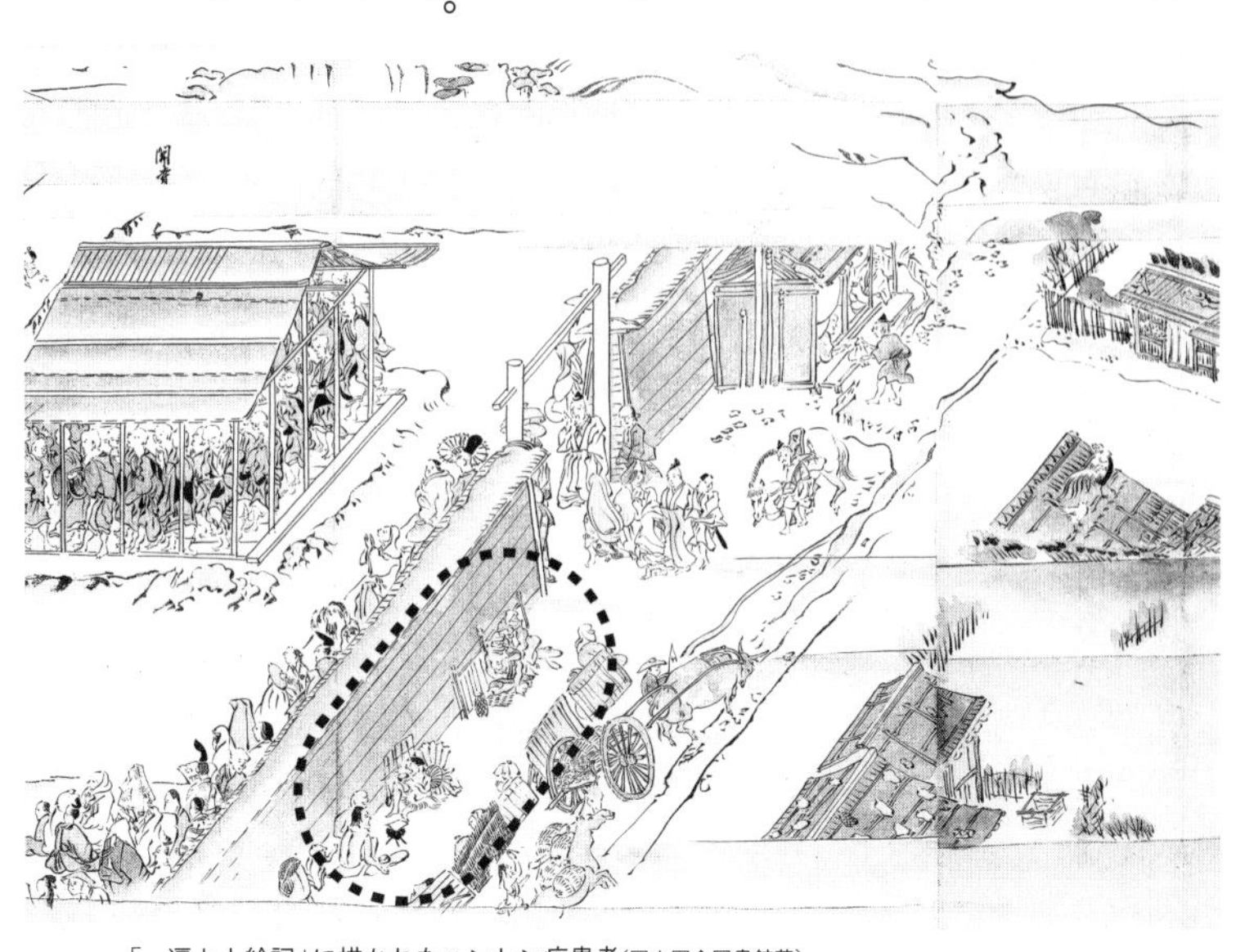

「一遍上人絵詞」に描かれたハンセン病患者(国立国会図書館蔵)

作品に描き込みました。彼らは「エボシ」が支配する鍛冶集団の一員として正確に描かれています。

実際にハンセン病らしき人を描きました。その扱いについて、無難な線ではなく、はっきり「業病（ごうびょう）」と呼ばれる病を患いながら、それでもちゃんと生きようとした人々のことを描かなければならないと思った。

（主人公の）アシタカは村に突然現れた「タタリ神」と闘い、腕に呪いのあざをつけられる。そのあざは超人的な力を彼に与えると同時に、その命をむしばんでいく。「非合理なものを抱え込まざるを得ない運命」は、ハンセン病を抱えて生きていく人々の運命とも重なる。完全には消えないあざと共に、アシタカはタタラ場で生きていく。

（宮崎駿監督「おろそかに生きてはいけない」——ハンセン病元患者から学んだこと　https://www.nippon.com/ja/features/c00723/）

鎌倉時代にも、ハンセン病患者の救済に尽力した人がいます。奈良時代に唐僧の鑑真（がんじん）が伝えた律宗（りっしゅう）を再興した叡尊（えいそん）（一二〇一～一二九〇年）は、光明皇后ゆかりの奈良の法華寺を復興し、救貧・救癩事業に貢献しました。

その叡尊に二十三歳のときに入門し、救貧・救癩事業に没頭したのが、忍性（にんしょう）（一二一七〜一三〇三年）です。藤原氏の氏寺である興福寺の門前の奈良坂には、ハンセン病患者が物乞いに集まっていました。忍性は、この坂の近くにある般若寺（はんにゃじ）の東北に「北山十八間戸（きたやまじゅうはちけんと）」と呼ばれる療養所を開きましたが、永禄十（一五六七）年に焼失。その後、江戸時代の寛文（かんぶん）年間（一六六一〜一六七三年）に現在地（奈良市川上町）に移転して再建されます。この施設は明治時代になって廃されるまで使われ、ハンセン病患者が生活していました。忍性にも、次のような伝説が伝わっています。

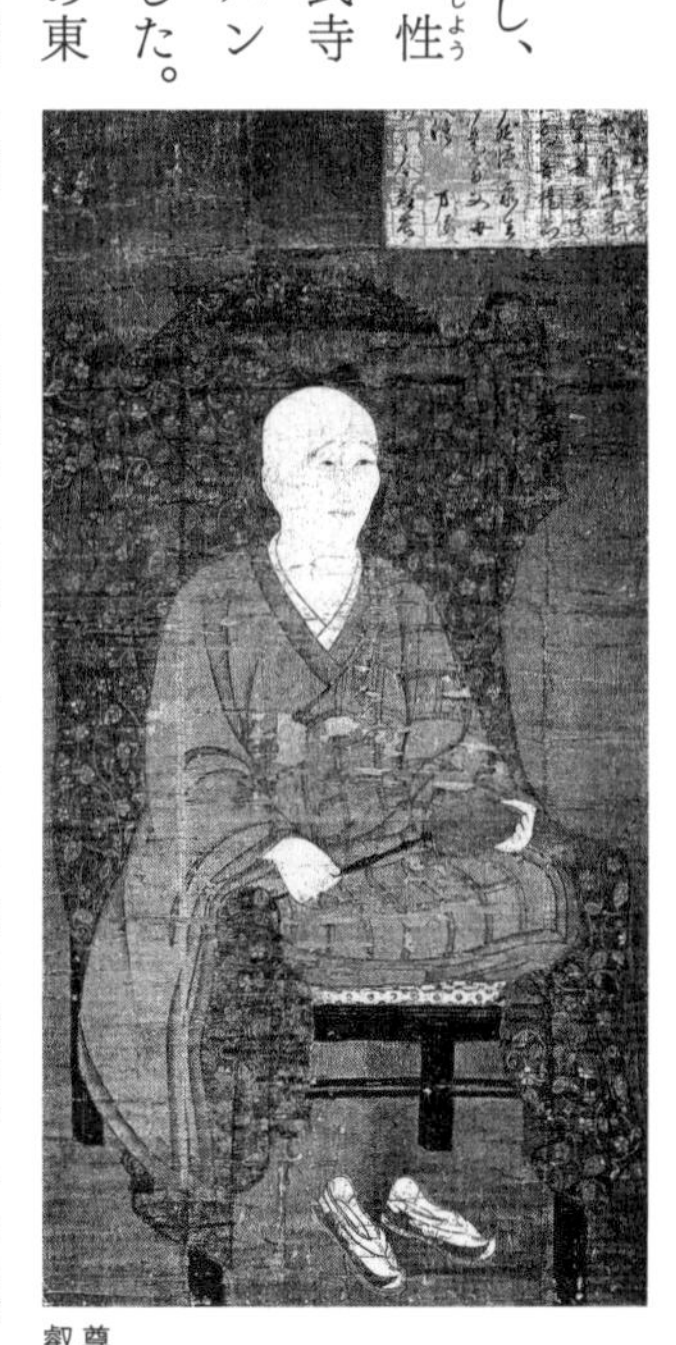

叡尊

奈良の北、奈良坂にハンセン病がひどくなって歩けなくなり、乞食をする場に行けない乞食がいた。（中略）忍性は、哀れに思い、一日おきに、朝、背負って奈良の市に連れていき、乞食をさせ、夕方には奈良坂に連れて帰ったという。（中略）その乞食は、死にさいして、忍性に向かって、次のように言った。私は必ずこの世に生まれ変わって来て、あなたの手伝いをし、あなたの徳に報います。その時は、顔に一つの瘡があるのできっとわかるでしょう。はたせるかな、忍性の弟子の中に顔に瘡がある者があって、よく忍性に尽くしたので、あの乞食の生まれ変わりと人は呼んだという。

（松尾剛次『忍性　慈悲ニ過ギタ』ミネルヴァ書房）

••••••••••••••••••••••••••••••

そののち、忍性は鎌倉幕府の許可を得て鎌倉の極楽寺に移り、関東でも救貧・救癩事業を開始しました。ここには、宿舎・療病院・薬湯室・馬病屋などが置かれ、二十年間で五万人を救ったと伝えられています。忍性は「十種の誓願文」を自らに課していましたが、その六カ条目にはこうあります。

孤独、貧窮、乞食人、患者、捨てられた牛馬に憐れみをかけること。

••••••

聖フランチェスコの晩年にあたる時代に忍性は生まれました。時空を隔てられてお互いを知ることはありませんでしたが、この二人が示したハンセン病患者への温かい眼差しは、洋の東西、宗教の違いを超え、人間の尊厳とは何かを教えてくれているように思います。

病に侵されながらも気高く生きたボードゥアン四世

こうして見てくると、ハンセン病は「下層民の病」という印象を受けますが、支配階級の人々をも容赦なく襲っています。

三島由紀夫はカンボジアのアンコールワットの遺跡を訪れて衝撃を受け、最後の戯曲となる『癩王のテラス』を発表しました。この作品は、彼が自衛隊市ヶ谷駐屯地で自決する一年前の昭和四十四（一九六九）年、帝国劇場で初演されました。舞台は中世のカンボジア王国。隣国チャンパ王国（ベトナム中部にあった国）の侵入を撃退したジャヤヴァルマン七世が、王都アンコール・トムの再建と、仏教寺院バイヨンの建設を命じました。

しかし、壮麗な都の建設が進むにつれ、王の身体はハンセン病によって崩れていきます。失明した王はもはやこの都を見ることもできず、かつての若々しい肉体を誇示していた自分を幻視しながら病没します。滅びゆく肉体と、永遠の建築との対比が描かれているのです。

「絶對の病氣」としての癩が、「絶對病」に犯された王の精神を、完全に體現したのである。從つてその発病は、決して偶然の罹患ではなくて、王の運命であつた。これを癒やす藥は地上に存在しない。これを最終的に癒やすものは、永遠不朽の美としての肉體の復元のほかにありえないからである。王卽身崇拜の具現たるバイヨンの意味はここにあり、さればこそ、王の美しい肉體は、最後に、バイヨンは私だ、と宣言することになるのである。

(『癩王のテラス』「あとがき」中央公論社)

●●●●●●●●●●●●●●●●●●●●

アンコール遺跡には実際に「ライ王のテラス」という遺構があります。死の神マヤ(閻魔大王)をかたどった石像が坐し、苔むした様子がハンセン病患者のように見えるため、「癩王」の名がつきました。

史実としては、現存するアンコール・トム遺跡を建てたジャヤヴァルマン七世(在位一一八一～一二一八年/一二二〇年)がハンセン病であった記録はなく、この箇所は三島の創作です。ハンセン病がもとで亡くなったのは、その三世紀前に即位し、アンコールに最初の都を定めたヤショーヴァルマン一世(在位八八九～九一〇年ごろ)です。この王は優れた君主であり、「獅子の男」と呼ばれています。

　ジャヤヴァルマン七世と同時期、十字軍国家のエルサレム王国に目を移します。エルサレム王ボードゥアン四世（一一六一～一一八五年）は、父王の突然の死によって十三歳で即位しますが、ハンセン病を発症し、二十四歳で夭折しました。彼の短い生涯については、その養育係であったカトリックの聖職者であり、歴史家のギヨーム・ド・ティール（一一三〇～一一八六年）が克明に記録しています。幼いころ、同世代の子供たちとふざけあってひっかかれた手に王子がまったく痛みを感じなかったことから、ハンセン病を罹患しているのがわかったといいます。

　第一回十字軍によって建てられたエルサレム王国は、イスラム世界の大海に浮かぶ孤島のようなものでした。国内では、ムスリム諸侯勢力との共存を図ってきた現実派の現地貴族と、テンプル騎士団のようにヨーロッ

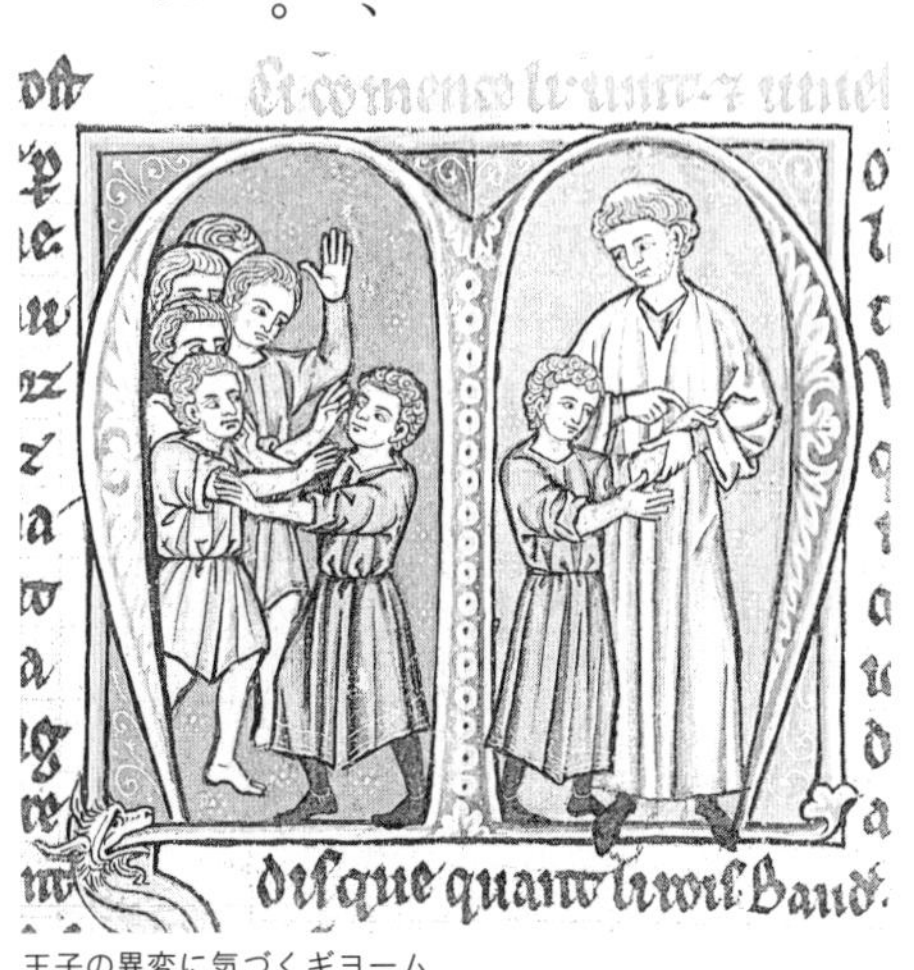

王子の異変に気づくギヨーム
（ギヨーム・ド・ティール 『イスラエル王国の年代記』、PPS通信社）

パから派遣され、「聖戦」続行を叫ぶ教条主義の勢力とが対立していました。

そこに、猛将サラディンの率いるエジプト軍二万六〇〇〇が迫ります。当時十六歳であったボードゥアン四世は、キリストの磔刑（たっけい）に使われたという「真の十字架」を奉じてわずか四〇〇弱の騎兵を率いて自ら出陣し、エジプト軍を撃退します（一一七七年、モンジザールの戦い）。


ボードゥアン四世の病状はゆっくりと、しかし確実に進行しました。やがて片方の手の自由が失われ、乗馬も困難になりますが、鞍（くら）に身体を縛りつけて戦場に出続けたといわれています。そして失明し、ついに起き上がれなくなりましたが、それでも担架で自らを戦場に運ばせ、エルサレム防衛に文字どおり、その命を捧げます。

泣き言をいわず、自暴自棄に陥らず、神が定めた過酷な運命を受け入れた若き王の姿に、諸将も兵士たちも信服し、王に近づくことをためらう者はいませんでした。死期が近づくと姉シヴィーユの幼児（ボードゥアン五世）を後継者に指名し、二十四歳の若さで一一八五年にこの世を去ったのです。

しかしこの幼王も早世してしまい、姉シヴィーユ夫妻が王位を継承しましたが、カリスマ的なボードゥアン四世の求心力を失った王国は崩壊への道をたどり、サラディン軍との最終決戦

（一一八七年、ヒッティーンの戦い）に大敗して、首都エルサレムは陥落しました。

> その苦痛と克己に満ちた姿は、十字軍の全史を通じても、おそらくは最も高貴な姿であろう。英雄の雄姿は、膿と瘡におおわれながらも、聖人の面影を宿している。
>
> （ルネ・グルッセ『十字軍』角川文庫）

このボードゥアン四世の生涯とエルサレム王国の崩壊については、『キングダム・オブ・ヘブン』という映画のなかでみごとに描かれています。『ブレードランナー』や『グラディエーター』で知られるリドリー・スコット監督の作品です。

「義の人」大谷吉継と「知の人」石田三成

そこから四世紀を経た日本。戦国大名の大谷吉継（一五五九〜一六〇〇年）は、石田三成（一五六〇〜一六〇〇年）とともに豊臣秀吉の近習として仕え、馬廻衆（親衛隊）を経て、秀吉政権の奉行（事務方官僚）として重きをなし、越前国（福井県）の敦賀城主となった人物です。配下の将兵への気づかいから「義の人」と呼ばれ、「知の人」石田三成と対比されます。石田三成との友情は終生変わらず、三成の才知を認めつつ、その傲慢を面と向かってたしなめることもあったといいます。

この大谷吉継が〝業病〟を病み、のちに失明します。ハンセン病説が流布していますが、梅毒説もあります。戦国時代、ポルトガル人によって日本にもたらされた梅毒は、進行するとハンセン病とよく似た症状（脱毛や結節）を引き起こします。吉継は頭巾で顔を隠すようになったといわれていますが、秀吉側近の大名としての地位は変わりませんでした。

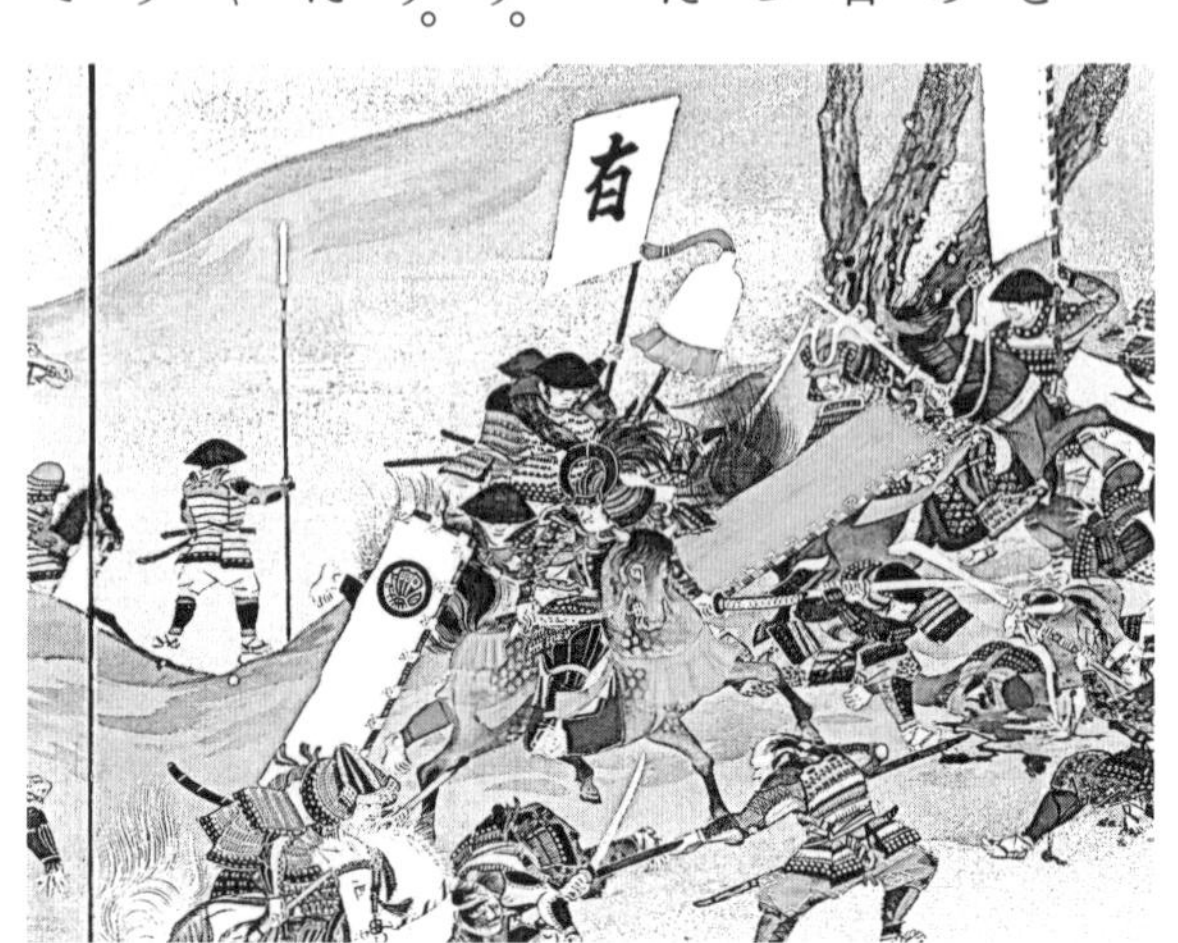
大谷吉継（「関ヶ原合戦図屏風」敦賀市立博物館蔵）

秀吉の大坂城の茶会に招かれた諸大名。茶会では、同じ茶碗を回し飲みします。吉継が口をつけた茶碗が回ってくるとみな、口をつけることをためらい、飲むふりをするだけでした。ところが三成だけは躊躇せずに飲み干し、お替わりまで求めて吉継を涙させた……。大河ドラマなどでも描かれる逸話ですが、これは明治期以降に広まったもののようです。しかし、当時の感染者がどのように見られていたかをよく表す逸話だと思います。

慶長三（一五九八）年の秀吉の死によって、豊臣政権は分裂します。秀吉の遺児・秀頼を擁して実権を握る石田三成に対し、公然と反旗を翻した徳川家康。家康とも信頼関係を結んでいた吉継は、三成の自制を求めて説得しますが、説得に失敗すると逆に三成側の西軍につき、慶長五（一六〇〇）年の関ヶ原の戦いでは、最前線に布陣しました。

関ヶ原を見下ろす松尾山城には、西軍の小早川秀秋軍一万五〇〇〇が布陣し、一族・諸隊を合わせた大谷軍五七〇〇は、その麓を固めていました。ところが東軍の家康に内通していた小早川軍が背後から大谷軍を襲い、これに呼応するように東軍が襲来したため、西軍は大混乱に陥ります。小早川軍の正面にいた大谷軍は激闘のすえに壊滅し、吉継は自害。この戦いで自害した大名は大谷吉継だけです。

友軍の将・平塚為広と交わした辞世の句は、次のようなものでした。

契りあらば　六の巷に　まてしばし　おくれ先立つ　事はありとも

（縁があるなら、あの世の入り口〔六の巷〕でしばし待て。遅かれ早かれ、私も行くから）

こうして関ヶ原の戦いで徳川の世が決定づけられたのです。当時、スペインとポルトガルは世界分割協定を結んでおり、日本はポルトガル王の認可を受けたイエズス会の〝縄張り〟でした。一方、フィリピン経由でやってきたのが、先にご紹介したフランチェスコ会士です。

スペイン王の認可を得たフランチェスコ会は、南北アメリカやフィリピンに建設されたスペインの植民地で、現地住民への布教活動を行ないました。カリフォルニア州のサンフランシスコは、彼らが開いた入植地にその名の起源があります。布教の際に現地人の心を開かせたのが、救癩事業をはじめとする彼らの献身的な医療活動でした。しかし、来日したフランチェスコ会士は「縄張り」を守りたいイエズス会に排除され、さらにスペインの侵略の意図を疑う秀吉によって、慶長元年十二月十九日（一五九七年二月五日）の「二十六聖人の殉教」が起こります。六人のフランチェスコ会士と二〇人の日本人信徒が磔（はりつけ）になったのです。

その後、スペイン領メキシコとの貿易を望む家康によって、江戸での活動を許されたフランチェスコ会は、慶長七（一六〇二）年に江戸のはずれの浅草にハンセン病院を開いています。

明治日本で救癩活動に尽力した二人の英国人

明治期の日本において、ハンセン病患者の救済に尽力した宣教師にハンナ・リデル（一八五五～一九三二年）がいます。彼女は英国聖公会（イギリス国教会）の宣教師で、明治二十四（一八九一）年に日本に派遣され、熊本で布教しました。熊本の戦国大名である加藤清正が創建した日蓮宗本妙寺（ほんみょうじ）の周辺には、ハンセン病患者の集落がありました。この場所を訪れたリデルは、すさまじい衝撃を受けます。

そこには、さまざまな惨状を呈したハンセン病患者がいて、廟に眠る霊に清めを求めているのです。（中略）この間は、一六歳くらいのひどく青ざめた少年が、太鼓の前に座り、目を固く閉じ、太鼓の響きに合わせて首を激しく左右に振りながら祈りを繰り返しているのを目にしました。（中略）彼らにはダミアン神父[※4]が必要なのです。

（ジュリア・ボイド『ハンナ・リデル』日本経済新聞社）

リデルは明治二十八（一八九五）年、その地にハンセン病患者のための回春病院を設立しました。患者には清潔な部屋と食事が与えられ、専門医が治療にあたりました。本籍地の貧困証明書があれば入院費用は無料、貧しい患者には布団などの日用品も無料で支給されました。施設の運営には莫大な資金が必要となり、彼女は募金活動のための講演を全国で行ないました。

「一等国」をめざしていた日本は、大隈重信、澁澤栄一ら政財界の有力者がリデルのキャンペーンに応じ、やがて皇室も救癩活動へと動きはじめます。

貞明皇后は大正天皇に嫁ぎ、昭和天皇の母となったお方です。リデルの活動に啓発され、回春病院に多額の寄付を行なうなど皇后・皇太后の立場でハンセン病患者の救済に献身されました。皇室が神聖視されていた時代に皇族がハンセン病に対する啓発活動を率先した事実は重く、病気に対する国民意識の啓発に大きく作用しました。皇太后からの下賜金をもとに癩予防協会が発足し、貞明皇后の誕生日である六月二十五日を中心に癩予防デーが制定されました。昭和

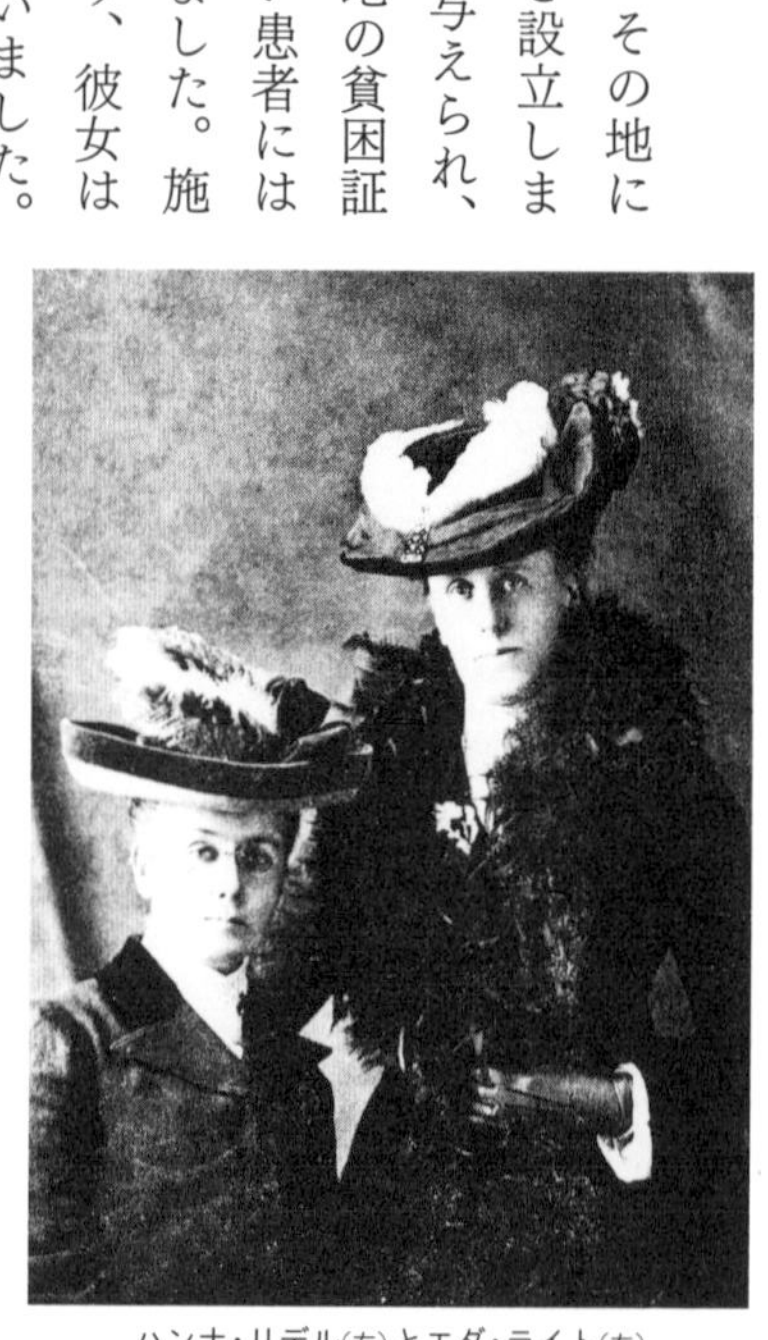
ハンナ・リデル（右）とエダ・ライト（左）

三十九（一九六四）年以降は「ハンセン病を正しく理解する週間」として続いています。

明治三十（一八九七）年にリデルが一時帰国したあと、彼女の姪であるエダ・ライト（一八七〇～一九五〇年）が回春病院を引き継ぎました。小柄で気の優しいエダは患者から好かれていましたが、やがて米英との開戦が近づくと、英国民であるエダは「敵性国民」として監視対象となり、半世紀続いた回春病院の閉鎖と、恵楓園療養所への収容者の移送が決定します。移送される患者を乗せたトラックにエダはとりすがり、「ごめんなさい」と叫びました。国外退去を命じられたエダが神戸行きの船に乗り出航を待っているとき、電報が届いたといいます。

「本邦救癩事業に対する多大のご尽力を深謝す」

差出人は、貞明皇后でした。

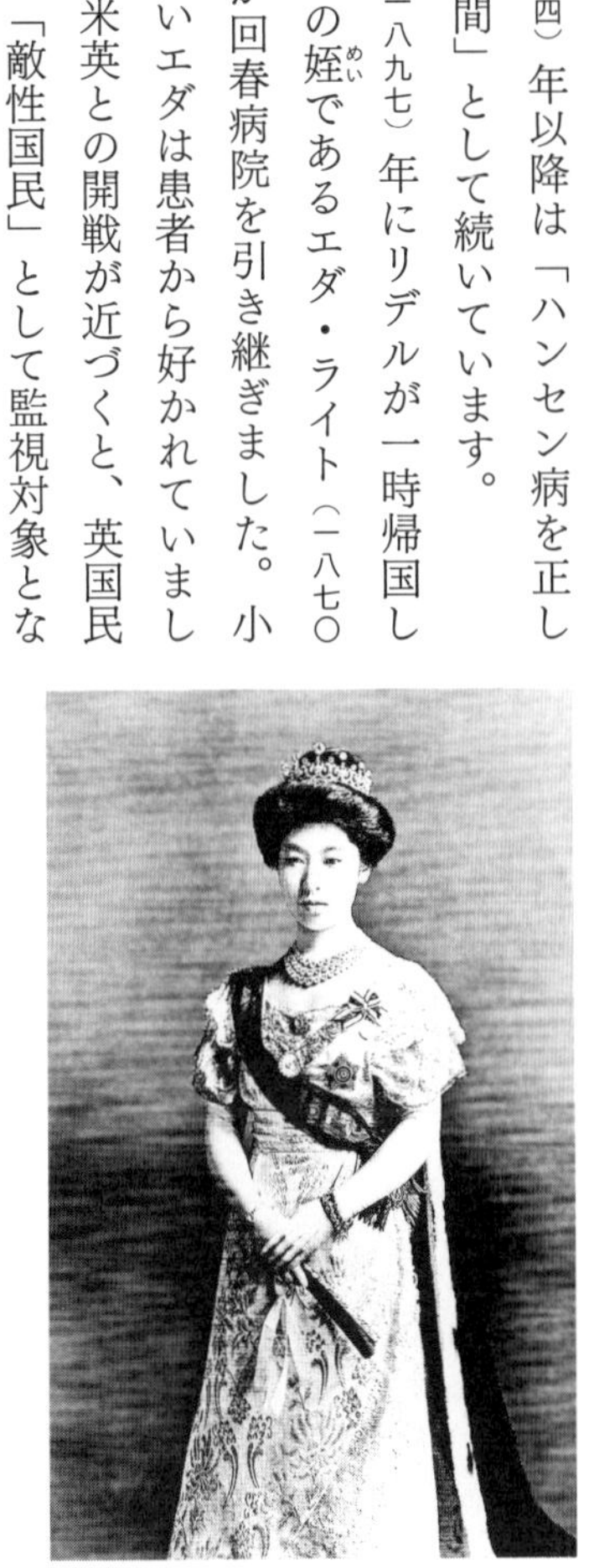

貞明皇后

※4　有名なカトリック神父。ハワイでハンセン病患者の世話に身を捧げ、最後には自ら病魔に斃れた。

日本の敗戦後、齢七十代後半になっていたエダは熊本へ戻り、回春病院の跡地に建てられた患者の子供たちのための寮で二年間生活を共にしたあと、子供たちに看取られて他界しました。

なぜ特効薬が開発されても隔離は続いたのか

明治以降、日本政府はハンセン病が「前世の業」によるのではなく、感染症（うつる病気）であるという西洋医学の知見に基づき、患者の隔離政策を推進しました。帝国議会は明治四十（一九〇七）年に癩予防法を制定し、その二年後、「らい予防に関する件」として公布されました。しかし、これは全患者の強制隔離を義務づける当初の法案とは異なるもので、財政上の理由から、隔離の対象となったのは全患者のおよそ五％でした。

昭和期の隔離政策の推進者は、「救癩の父」とも呼ばれた病理学者の光田健輔（一八七六〜一九六四年）でした。

政府は全国を五つの管区に分けて国立療養所への患者の収容を進め、光田は東京第一区の全生病院の院長を命じられました。

私立とは違い、国立病院では男女共存の共同生活が営まれており、病状が軽い者は異性を求め、事実婚や出産もあったようです。しかし、乳幼児期にはハンセン病感染のリスクが高まります。繰り返しますが、当時は治療法が確立していなかったのです。院長の光田は、断種手術を勧め、これに応じた人の婚姻届を受理して優先的に夫婦用の住宅に入れるようにしました。男女を完全隔離して結婚を許さないという方法もあったでしょうが、どちらが人道的だったのかは議論の分かれるところです。

その後、大正から昭和期、とくに昭和六（一九三一）年に癩予防法が改正されると「無癩県運動」が全国的に盛んになります。「無癩県運動」は、すべての患者を療養所に強制隔離することで放浪患者や在宅患者をなくし、「県にハンセン病患者がいない状態」にする官民一体となった運動でしたが、その高まりのなかで起こったのが、熊本の本妙寺事件（昭和十五〔一九四〇〕年）です。

ハンナ・リデルの運動のきっかけとなった熊本・本妙寺周辺のハンセン病患者集落は、同寺の参拝者に喜捨を求め、宿泊所を経営する者もいるなど、経済的には自活できていました。しかし、療養所への隔離の必要性を信じる熊本県知事はこの集落の排除を決定し、七月九日の早朝に県警が踏み込み、患者を強制収容しました。そこには生まれたばかりの赤ん坊から八十代の高齢者までがいたようです。

全国でハンセン病患者の強制隔離が進むなかで、収容を拒む患者は素性を隠して放浪したようです。松本清張の代表作『砂の器』では、連続殺人事件の背景として、ハンセン病患者の父とともに放浪した過去を消そうとする青年の姿が描かれています。

作家の北條民雄は、当時のハンセン病療養所の実態を克明に描いています。

北條は十九歳のときにハンセン病を発病し、離婚。東京・東村山の全生病院に入院後、創作活動を開始しました。療養所から川端康成に原稿を送り、師事したのです。『いのちの初夜』（昭和十一〔一九三六〕年）で第二回文學界賞を受賞しましたが、二十三歳で腸結核および肺結核を併発し、亡くなります。

『いのちの初夜』は、感染宣告を受け、絶望的な思いで東京近郊のとある療養所に入所した若者「尾田」が、同世代で作家志望の「佐柄木」と出会い、新しい「生の意味」を見出していく物語です。


今さらのようにあたりを眺めて見た。膿汁に煙った空間があり、ずらりと並んだベッドがある。死にかかった重症者がその上に横たわって、他は繃帯でありガーゼであり、……

義足であり松葉杖であった。山積するそれらの中に今自分は腰かけている。――じっとそれらを眺めているうちに、尾田は、ぬるぬると全身にまつわりついて来る生命を感じるのであった。

「ね尾田さん。どんなに痛んでも死なない、どんなに外面が崩れても死なない。癩の特徴ですね」

「ね尾田さん。あの人たちは、もう人間じゃあないんですよ」

尾田はますます佐柄木の心が解らず彼の貌を眺めると、

「人間じゃありません。尾田さん、決して人間じゃありません」

佐柄木の思想の中核に近づいたためか、幾分の昂奮すらも浮かべて言うのだった。

「人間ではありませんよ。生命です。生命そのもの、いのちそのものなんです。僕の言うこと、解ってくれますか、尾田さん。あの人たちの『人間』はもう死んで亡びてしまったんです。ただ、生命だけがびくびくと生きているのです。なんという根強さでしょう。

（北條民雄『いのちの初夜』青空文庫）

第二次世界大戦中の一九四三年、ハンセン病の特効薬プロミンが開発され、隔離政策の必要がなくなりました。しかし、日本政府は戦後も隔離政策を続行し、昭和二十八（一九五三）年に国会は戦前の癩予防法を受け継ぐ「らい予防法」を制定しました。同法の廃止（平成八〔一九九六〕年）まで、患者の隔離政策が続いたのです。

二十世紀末には、鹿児島県と熊本県の療養者一三人が「らい予防法は憲法違反」として訴訟を起こしました（らい予防法違憲国家賠償訴訟、平成十〔一九九八〕～平成十三〔二〇〇一〕年）。熊本地裁は「厚生大臣（当時）の隔離政策と国会の不作為は違法である」として、訴えを認めました。当時の小泉純一郎総理大臣は控訴を断念し、次のような首相談話を出しています。

我が国においてかつて採られたハンセン病患者に対する施設入所政策が、多くの患者の人権に対する大きな制限、制約となったこと、また、一般社会において極めて厳しい偏見、差別が存在してきた事実を深刻に受け止め、患者・元患者が強いられてきた苦痛と苦難に対し、政府として深く反省し、率直にお詫びを申し上げるとともに、多くの苦しみと無念の中で亡くなられた方々に哀悼の念を捧げるものです。

••••••••••••••••

一方で、国の強制隔離政策によっていわれなき差別を受けてきた家族五六一人が立ち上がりました（ハンセン病家族訴訟、平成二十八〔二〇一六〕～令和元〔二〇一九〕年）。

保健所の人がドドドドッと来て、父親を連れて（いった。）そのあとは消毒。部屋の中、真っ白になるほど消毒されました。父親の着ているものとか寝てる布団とか、みんな山のほうへ持っていって燃しちゃった。（中略）それまでは、まわりの人はあんまり偏見の目では見てなかったんですよ。けっこう近所付き合いもあったし、友達とも遊べたし。（中略）それが（保健所の人が）来てからはもう駄目でした。近所の人も来なくなり、学校行ってもやっぱり、いじめられるほうが多かった。あの消毒だけは一生忘れないね。真っ白になりましたもん。父親が連れて行かれてからはもう、ムラにいるのが嫌、学校へ行くのも嫌、っていう日々が常に続いていました。母親が仕事がクビになる。生活が苦しくなる。そのつど母親は「死のう、死のう、死のう」って。

（黒坂愛衣『ハンセン病家族たちの物語』世織書房）

熊本地裁は令和元（二〇一九）年六月二十八日、「隔離政策が患者家族に対する差別被害を生じたことを認める」と原告の訴えを認めました。これを受けて七月九日、安倍晋三総理大臣（当時）は控訴を断念し、家族に謝罪しました。

「ハンセン病に対する極めて厳しい差別と偏見は、皆さまにも向けられてきました。長い間、大変な苦痛と苦難を強いることとなってしまいました」と指摘。「（家族との）協議の場を速やかに設け、一緒に差別、偏見の根絶に向け政府一丸となって全力を尽くすことを約束する」と語った

（安倍首相、患者家族に謝罪＝ハンセン病「差別根絶へ全力」
https://www.nippon.com/ja/news/yji2019072400717/）

現在は収容者のほとんどが完治しており、「患者」ではなく「元患者」というべきですが、平均年齢が八十代と高齢化して身寄りもなく、療養所で余生を過ごされています。療養所内には資料館も併設されていますので、機会があれば訪れてみることをお勧めします。筆者もハンセン病について学校で教わった記憶がありません。本書を執筆するにあたって調査をして初めて多くの発見があり、自らの無知を恥じました。無知は偏見の母であることを、あらためて痛感したのです。

第5章

人類史上「最凶」の感染症

——黒死病（ペスト）

名作『デカメロン』に描かれたペストの惨禍

時は主（キリスト）の御生誕一三四八年のことでございました。イタリアのいかなる都市に比べてもこよなく高貴な都市国家フィレンツェにあのペストという黒死病が発生いたしました。（中略）数年前、はるか遠く地中海の彼方のオリエントで発生し、数知れぬ人命を奪いました。ペストは一箇所にとどまらず次から次へと他の土地へ飛び火して、西の方へ向けて蔓延してまいりました。

（ボッカチオ『デカメロン』河出文庫）

華やかなイタリアのルネサンスといえば、ミケランジェロやレオナルド・ダ・ヴィンチの絵画を思い出しますが、文学でいえば、ダンテ・アリギエーリ（一二六五〜一三二一年）の『神曲』、ジョバンニ・ボッカチオ（一三一三〜一三七五年）の『デカメロン（十日物語）』が、初期の作品としては双璧でしょう。

近代小説の先駆ともいわれる『デカメロン』は、疫病の流行から逃れて山荘に十日間こもった一〇人の紳士淑女が、毎日一人一話ずつ物語をし、一〇〇話に及んだという設定です。個々の物語は風刺とユーモア、エロティシズムに満ちた明るい作品ですが、その冒頭で一三四八年にフィレンツェを襲ったペストの惨禍を目撃者として生々しく語っていることは、あまり知られていません。

> 発病当初は男も女も股（また）の付け根や腋（わき）の下に腫物（はれもの）ができました。そのぐりぐりのあるものは並の林檎（りんご）ぐらいの大きさに、また中には鶏の卵ぐらいの大きさに腫れました。（中略）その次にこの腫物は、多くの人の場合、黒や鉛の色をした斑点となって腕や腰や体のいたるところに表面化します。（中略）（これが）出たら人間まちがいなく死にました。（同右）

> これに罹（かか）った病人から病気が健康人に移るさまは、乾いた物体や油を塗った物体に近づくや火が飛び火するのと同じでした。（中略）病人と話したり近づいたりした人に病気がうつり、（中略）病人の衣服とか病人が触（さわ）ったとか使ったものに触（ふ）れただけでも病気は伝染したからです。（同右）

ひとたび病に伏すや皆に見捨てられ、病床に呻吟しました。誰もが相手を避け、誰一人隣人の世話をせず、親戚同士も見舞うことは絶えてない。会っても距離を置きました。（中略）兄は弟を棄て、叔父は甥を見放し、姉は弟を顧みず、時には妻も夫を顧みなくなりました。それればかりか信じがたいことですが、父親や母親が子供を、世話をするどころか、そんな子供はいないかのように、面倒も見ずに避けて通ったのです。

（同右）

教会という教会には毎日、いや毎時、人の死体が運び込まれました。これだけ大勢の死体を見せられると、教会の墓地ではとても足りないことがわかります。（中略）それで教会は新しく教会の墓地に大きな溝を掘りました。そこへ何百人という遺骸を並べて寝かせました。（中略）上までぎっしり詰まると、そこに僅かの土をかけて表面を覆いました。

（同右）

ペストが感染症であり、患者に近づくと感染のリスクを伴うことは、第2章で述べた「ユスティニアヌスの疫病」の時代から、経験則的に知られていました。しかし、その正体については、十九世紀の後半になって、ようやく明らかにされたのです。

ペスト・パンデミックとモンゴル帝国

日清戦争が始まった一八九四年、英領の香港でペストが発生しました。各国は調査チームを派遣し、その原因を突き止めようと躍起になりました。調査が始まってから数週間後、日本人の北里柴三郎とフランス人のアレクサンドル・イェルサンのチームが別々に、しかしほぼ同時にペスト菌の存在を顕微鏡で確認しました（詳細は二一三ページ参照）。

ペスト菌は、ネズミなどの体内に寄生しています。ペストに罹ったネズミの血を吸ったノミが人間を刺し、血を吸うときに体内のペスト菌を放出するために感染します。数日の潜伏期間を経て突如、四〇度くらいの高熱と激しい頭痛、悪寒に襲われるのが、最初の兆候です。

この症状だけでは他の感染症と区別しにくいのですが、これがペストとわかるのは、リンパ節が赤く腫れ上がるからです。『デカメロン』でボッカチオが描いているとおり、腋の下、首、鼠蹊部（太腿のつけ根）のリンパ節が、しばしば卵大にまで腫れ上がります。これは免疫機能が働いて、リンパ節のなかにペスト菌を封じ込めているからです（腺ペスト）。そのリンパ節のなかで化膿して膿が溜まり、やがて皮膚が破れて膿が出てくると、回復できる場合もあります。

しかしそこでリンパ節が硬くなり、膿が出なかった場合には、血液によって全身に菌が転移してしまいます。そうなると多臓器不全や敗血症となり、皮膚のあちこちが皮下出血や壊死によって黒紫色になります。そうした様子を指して、ペストは「ブラック・デス」——黒死病と呼ばれ、恐れられたのです。

さらにペスト菌が肺を冒した場合、高熱・頭痛・下痢・血痰を伴う急性肺炎を引き起こし、数日で急死します（肺ペスト）。治療しなければ致死率一〇〇％という「死の病」です。患者の痰や咳から飛沫感染するので、ヒトからヒトへと爆発的に拡大しますが、致死率が高すぎるため、一つの地域でヒトが死に絶えることにより、感染が収束します。人間の移動を徹底的に制限することしか、対処方法がありません。

人類はこれまで幾度となく、ペスト菌から波状攻撃を受けてきました。『デカメロン』のなかでボッカチオは、ペストは「オリエントで発生」したと書いていますが、この時代のオリエント（中東）はモンゴル帝国（イル・ハン国、一二五八〜一三五三年）の支配下にあり、十四世紀におけるペストの世界的な大流行は、モンゴル帝国のユーラシア大陸席巻と深い関係があるのは間違いないでしょう。

ペスト菌の原生地については諸説ありましたが、近年では、「ヒマラヤ山脈の風土病」という説が有力です。六世紀のペストと考えられる「ユスティニアヌスの疫病」が、インドとの貿易船を通じてエジプトに侵入し、地中海世界で爆発的に広まった可能性について第2章で述べました。一八九四年の香港のペストはヒマラヤに接する雲南地方に出兵した中国（清国）の兵士が、ペスト菌を持ち帰ったからといわれています。

一八七〇年代に就航した汽船によって、ペスト菌は中国沿岸と東南アジアの各地に広まり、横浜にも上陸していますが、日本で大きな流行になることはありませんでした。

現在では、雲南地方は中国の一部（雲南省）になっていますが、いまも山岳少数民族が多く住む地域です。一二五三年、モンゴル帝国のフビライ・ハンによる遠征によって、この地に少数民族が建てた大理国（だいり）は滅亡しました。その際、雲南の大理国から帰還したモンゴル軍の兵士がペストに感染していたか、あるいはペスト菌の媒介者であるノミをモンゴル高原にもち帰ったことが、ことの始まりだったようです。なお、モンゴル人はペストに関する記録を残さなかったため、あくまでこれは状況証拠による推測です。

ペスト菌は寒さに弱いため、極寒のモンゴル高原では広がらないはずでした。ところが、シベリアマーモットと呼ばれる齧歯類（げっしるい）（ネズミの仲間）が冬眠のために地中深く掘る穴が、ペスト菌の格好の避難場所になったのです。

ユーラシア大陸の統一という偉業を成し遂げたモンゴル帝国は、網の目のような駅伝制度（ジャムチ）を整備しました。外国商人にも通行証を発給して身の安全を保障し、ユーラシアの内陸交通は空前の活況を呈します。ヨーロッパ人は、この巨大マーケットの出現に幻惑されました。彼らは銀や毛織物を携えて中東方面や黒海方面へ渡り、中国産の絹や陶磁器を買い求めました。帝国の都まで赴き、フビライ・ハンに気に入られて側近となったヴェネツィア商人、マルコ・ポーロのような人物もいました。

この結果、イタリア諸都市が地中海を通じてアジア諸地域と行なった東方貿易が活発になり、ユーラシアの内陸交通ネットワークが、地中海の海上交通ネットワークと連結しました。この十三世紀に実現した史上初のグローバリズムが、十四世紀のペスト・パンデミックの前提条件になったのです。

十三世紀初頭に一億二〇〇〇万人に達した中国の人口は、モンゴルの侵攻を経て、十四世紀末には六五〇〇万人にまで半減しています。モンゴル軍による南宋（なんそう）の崩壊（一二七九年）という戦禍もありましたが、より深刻だったのは疫病でした。

地中海貿易の発展が生んだ感染爆発

十四世紀、元朝末期の中国では一三三一年の疫病で河北の人口の九〇％が亡くなり、一三五〇年代にはそれが全土に広がって、人口の三分の二が死亡しています（『疫病と世界史（下）』）。これは『デカメロン』の黒死病と同時期です。症状に関する記録は発見されていませんが、その異様な致死率の高さから、ペストの流行が疑われます。

ペストは支配者たるモンゴル人にも〝平等〟に襲いかかりました。一二九四年にフビライ・ハンが没したあと、十四世紀に入ると元朝は急速に衰退し、白蓮教徒などが起こした紅巾の乱（一三五一～一三六六年）によって、帝国は音を立てて崩壊します。歴史家はその原因について、紙幣の乱発によるインフレや干魃による税収減などを挙げていますが、ペストによる人口激減にも目を向けるべきではないでしょうか。

その後もモンゴルは人口が回復せず、十六世紀以降には、人口が回復した漢人国家の明朝やロシア帝国の台頭を許しました。一方で、シベリアや満洲の狩猟民は、経験則的にネズミを避ける風習をもっていたため生き残りました。狩猟民の満洲人が清朝を建てて中国を征服し、モンゴルの残存勢力であるジュンガルにたびたび戦いを挑みます。康熙(こうき)帝・雍正(ようせい)帝・乾隆(けんりゅう)帝時代にも激しい攻撃があり、最終的にジュンガルは満洲人が持ち込んだ天然痘によって壊滅状態に陥り、一七五八年に滅亡します。その領土は清朝に併合され、「新疆(しんきょう)」すなわち「新しい領土」と呼ばれました。

シリアのアレッポで開業していた医師のイブン・アル・ワーディは、ペストは北アジアから中国、インドとイスラム世界へと広がった、と記しています。イスラム世界でも壊滅的な被害をもたらしましたが、彼らはすべてを「アッラーの思し召し（イン・シャー・アッラー）」と考え、この悲劇を淡々と受け止めました。

黒海経由でコーカサス地方から奴隷軍人（マムルーク）を輸入していたエジプトのマムルーク朝でも、繰り返しペストが発生しました。

十四世紀のヨーロッパにおいて、人口の三分の一にあたる約二五〇〇万人の命を奪ったと試算されるペスト（一三四七〜一三五一年）の全世界の死者の数について、アメリカのCDC（疾病予防管理センター）は、約五〇〇〇万人という説を採用しています。当時の推定世界人口四億五〇〇〇万人の二〇%が犠牲になった計算です。

ペストが欧州に広がったルートについては、かなり正確にたどることができます。当時、地中海の東方貿易で覇を競っていたのはイタリアの二大海港都市、ヴェネツィアとジェノヴァでした。マルコ・ポーロの出身地であるヴェネツィアがエジプトとの貿易を独占していたのに対し、ジェノヴァは黒海方面へ進出し、コンスタンティノープルや黒海北岸のクリミア半島に商館を開きました。

クリミア半島は、隣接するウクライナ産の穀物の積み出し地として古くから知られ、ここにジェノヴァ商人は植民都市カッファ（現・フェオドシア）を建設しました。ウクライナはモンゴル帝国の一部であるキプチャク・ハン国（ジョチ・ウルス）の支配下にありましたが、イスラム諸国と対峙する同国は、ジェノヴァ商人を受け入れていました。

ところが、このキプチャク・ハン国でクーデタが発生し、イスラム教徒のウズベク・ハン（在位一三一三～一三四一年）が即位します。彼は仏教徒を殺戮（さつりく）し、キリスト教徒にも弾圧を加えました。

ウズベク・ハンの息子のジャーニー・ベク（在位一三四二～一三五七年）は自らクリミアへ出兵し、一三四七年にジェノヴァ植民市カッファを包囲します。ジェノヴァは艦隊を派遣してカッファを守り抜きますが、長期戦となったモンゴル包囲軍のなかでペストが発生したため、ジャーニー・ベクは攻略をあきらめ、全軍の撤収を命じました。その際、腹いせにペスト患者の遺体を投石器で城内に投げ込んだ、という言い伝えが残っています。

そのためか、あるいは他のルートからか、カッファの城内でもペストが発生しました。ジェノヴァ人はわれ先にと船で逃げ出し、この避難民の群れが、地中海各地にペスト菌をばらまいていきます。船はネズミの住処(すみか)として申し分なく、船内という閉鎖空間はペスト菌の感染をより容易にしました。ヨーロッパでペスト菌を運んだのは天井裏を好んで住むクマネズミで、天井から落ちてくるノミが、ヒトへの感染源になったといわれます。

明けて一三四八年――『デカメロン』の舞台となったこの年――ペストはイタリア全土、フランス全土、イギリスからハンガリーまでを席巻し、数百万の人々を斃(たお)していきました。当時、イギリスは百年戦争でフランスに侵攻中でしたが、撤収を余儀なくされています。その後、感染はドイツ諸国やスウェーデンにまで到達し、ヨーロッパの国々の人口の三分の一の人々を壮絶な苦しみを伴う死に追いやったのです。

敵国ジェノヴァの惨状を見たヴェネツィアやラグーザ（現・クロアチアの港町ドゥブロヴニク）は、船の入港を禁じ、港外に錨(いかり)を下ろして四十日間待機させる、という検疫制度を採用しました。

「四〇」を意味するイタリア語（ヴェネツィア方言）から、検疫のことを英語で「クワランティーン（quarantine）」といいます。

検疫によって船内に閉じ込められた人々には悲惨な運命が待っていましたが、被害を市街地全体に広げないための非常措置であったといえるでしょう。

パンデミックの余波で始まった「西欧近代」

黒死病の恐怖は、中世ヨーロッパの人々の精神をも一変させました。

第一に、教皇を頂点とするカトリック教会の権威失墜を加速させました。厳かな教会建築も、壮麗なミサの儀式も、高潔な司教の説教も、ペストを鎮めることができなかったからです。それどころか、信徒の葬儀の場に駆けつける聖職者たちへと感染が次々に広がっていきました。

このとき目を引いたのが、「鞭打ち苦行団」と呼ばれる人々でした。

彼らは黒死病を「不信心者を罰する神の鞭」と考え、自らの身に鞭を振り下ろすことで、神の鞭を免れようとしたのです。半裸に裸足、帽子を被った姿で隊列を組み、結び目に鉄を仕込んだ革の鞭で背中を打ち、血を流しながら行進する異様な姿が、ヨーロッパ各地に現れました。

しかし、自分を鞭打つだけならまだしも、他者に黒死病の責任を押しつけるという蛮行も行なわれました。その犠牲となったのがユダヤ人でした。ユダヤ教徒の共同体を維持し、キリスト教徒には許されなかった金融業を営む彼らは、ことあるごとに迫害の標的にされました。ペストの流行が始まると、「ユダヤ人が井戸に毒を入れた」という噂が広まり、激昂した市民がユダヤ人街を襲ったのです。一三四八年、スイスのジュネーヴで始まった虐殺は、ライン川流域と南フランスで繰り返され、多くの難民を生み出しました。

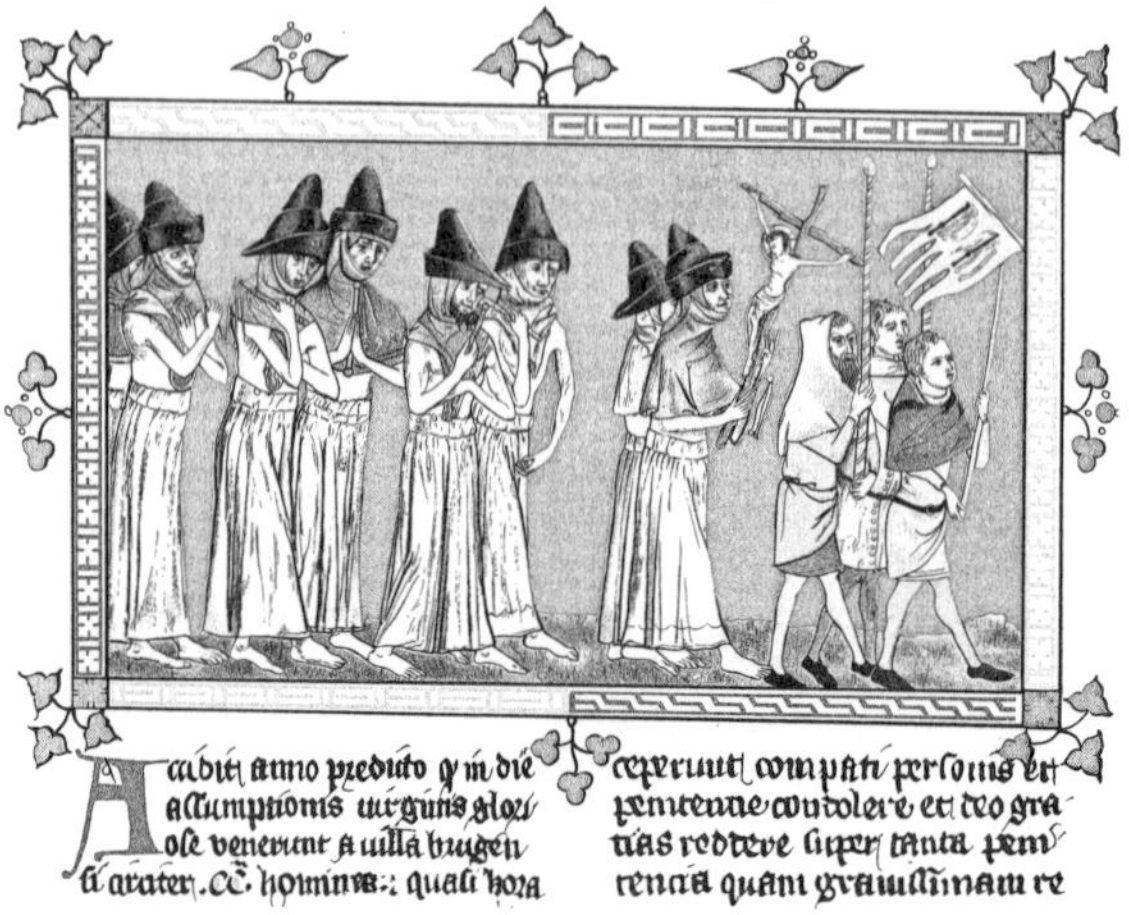

ネーデルラントの鞭打ち苦行団（PPS通信社）

モンゴルの侵攻によって人口が希薄になっていたポーランドは、皮肉なことにペスト禍を免れ、西ヨーロッパに比べればユダヤ人差別も軽微でした。「大王」の異名で呼ばれるポーランド王カジミェシュ三世（一三一〇～一三七〇年）は、西ヨーロッパからのユダヤ難民を受け入れてポーランドの復興に成功しました。

美術の世界では十五世紀以降、死や疫病を象徴する骸骨や、死の恐怖から逃れようとするためか集団で踊り狂う「死の舞踏（ダンス・マカブル）」の絵画がさかんに描かれ、「死を忘れるな」（ラテン語で「メメント・モリ」）という言葉が、さまざまな場所に刻まれました。

その一方で民衆は、ペストから身を守る守護聖人として、聖セバスチャンと聖ロックに救いを求めました。

二五六年生まれの聖セバスチャン（セバスティアヌス）はローマ帝国末期、ディオクレティアヌス

「死の舞踏」（ハンス・ホルバイン）
木版画シリーズの１枚。（PPS通信社）

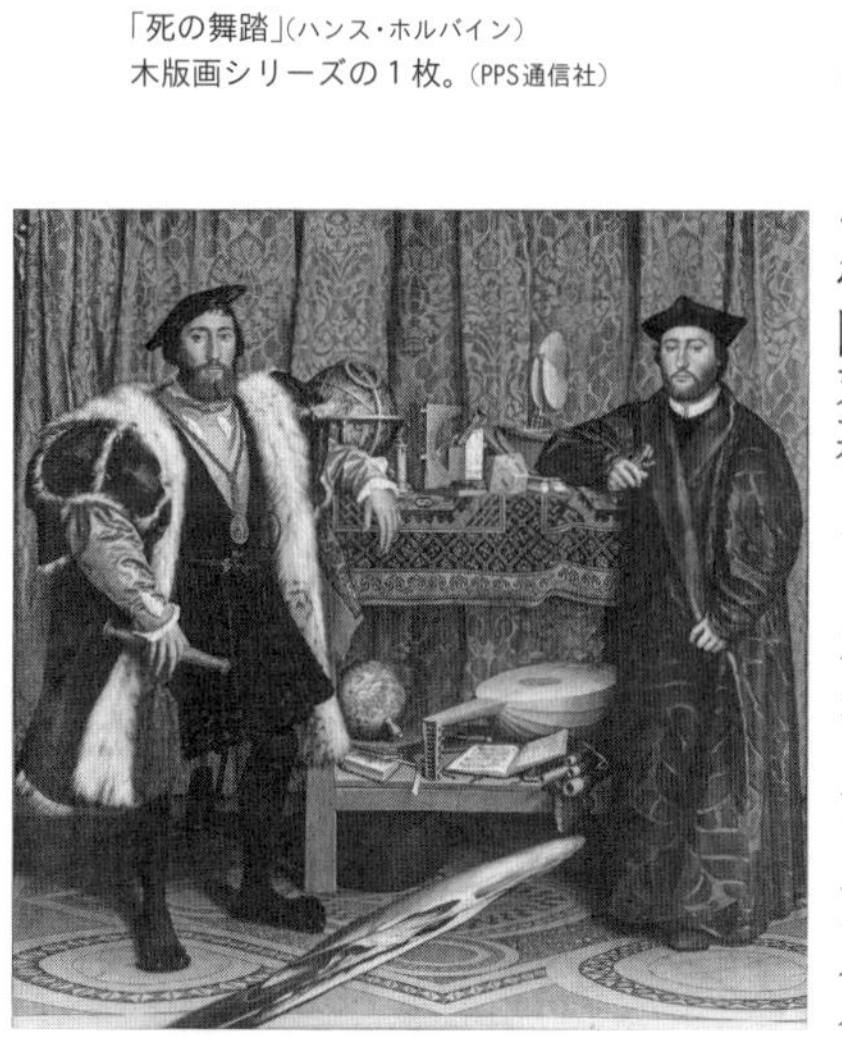

「大使たち」（ハンス・ホルバイン）
画面を斜め右上から見ると、大使たちの足下に骸骨が浮かび上がる。（PPS通信社）

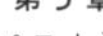

帝の親衛隊長だった人物とされます。キリスト教弾圧を命ずる皇帝のもとで、密かにキリスト教に改宗したために告発され、野原に立てた杭（くい）に縛られたうえに、大量の矢を射られて処刑されましたが、それでも死ななかったという伝説の人物です。ペストの主症状である黒斑＝「神の矢」という連想から、ペストからの守護聖人になりました。

一二九五年にフランスのモンペリエで生まれた聖ロック（聖ロクス）は二十歳で両親を亡くしたのち、ローマ巡礼中にペスト流行に遭遇し、患者の介護にあたりました。自らも罹患したため、森に死に場所を求めますが、犬が食料を運んでくれたので助かったという、これまた伝説の人物です。その画像は、「結節のある太腿」と「犬」で象徴されます。

文学では、ラテン語の読み書きができる人間が激

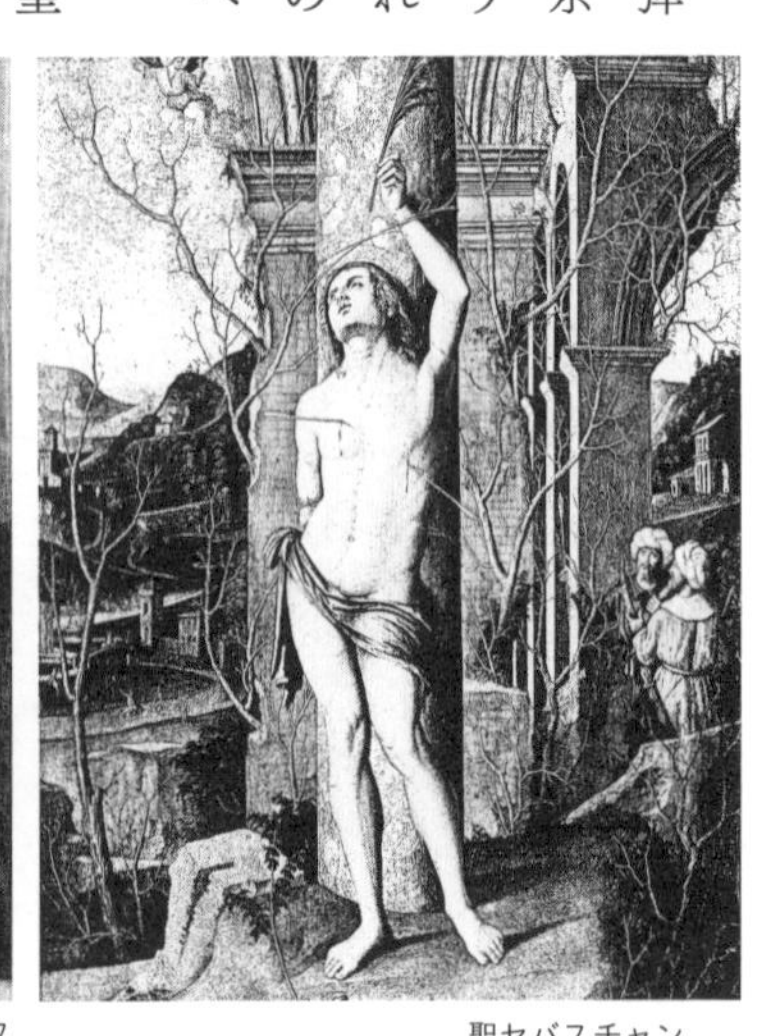

聖セバスチャン

聖ロック

減した結果、民衆の言葉──俗語の文学が生まれました。ボッカチオの『デカメロン』は、ラテン語ではなくフィレンツェ地方の俗語であるトスカーナ語（これがイタリア語の原型になる）で書かれ、登場人物は聖母マリアや聖人たちではなく、現実の人々でした。イギリスでは、ジェフリー・チョーサー（一三四〇ごろ〜一四〇〇年）が「英語版デカメロン」といわれる『カンタベリー物語』を書きました。

学問の世界では、理知的・学問的に聖書を解読しようとするトマス・アクィナス（一二二五ごろ〜一二七四年）に代表される哲学（スコラ学）の権威が揺らぎ、さまざまな異端とされた思想が生まれました。ドイツのライン地方では、自我を消し去り、肉体的に「神との合一」をめざすマイスター・エックハルト（一二六〇ごろ〜一三二八年ごろ）の神秘主義が流行しました。この思想は、十九世紀にドイツ・ロマン主義というかたちで開花します。

イギリスの神学者ウィリアム・オッカムは、キリスト教（信仰）と哲学（理性）とをはっきりと区別することを唱え、教皇と対立しました。オッカムは一三四九年ごろにペストで亡くなりますが、その思想は脈々と受け継がれ、十七世紀にアイザック・ニュートン（一六四二〜一七二七年）らによる科学革命へとつながります。

ケンブリッジ大学で学費無料と引き換えに雑用をしながら物理学や数学を学んでいたニュー

トンは、才能を高く評価され、一六六四年から奨学金が支給されるようになりました。一六六五年、このあとに説明するロンドン大ペストで大学が閉鎖されたために故郷へ疎開中、雑務から解放されたことで思索が深まり、微積分法や重力理論を発見するに至りました。「リンゴの実が落ちるのを見て、重力の存在に気づいた」という有名な逸話は、のちにニュートン自身が好んで語ったものです。

同じくイギリスのオックスフォード大学の神学者であるジョン・ウィクリフ（一三三〇？〜一三八四年）は聖職者の堕落を非難し、ラテン語の聖書を英語に訳しました。その結果、庶民でも聖書の内容が理解できるようになり、説教をする者も現れました。これがロラード派です。同派の僧であるジョン・ボール（？〜一三八一年）は、フランスとの百年戦争中の臨時課税に反対し、イングランドの農民ワット・タイラーが率いる農民反乱の精神的指導者となりました。

ドイツ（神聖ローマ帝国）の一部だったチェコでは、ウィクリフの影響を受けた神学者ヤン・フス（一三六九ごろ〜一四一五年）が、チェコ語で説教をするようになり、教会を否定したために宗教

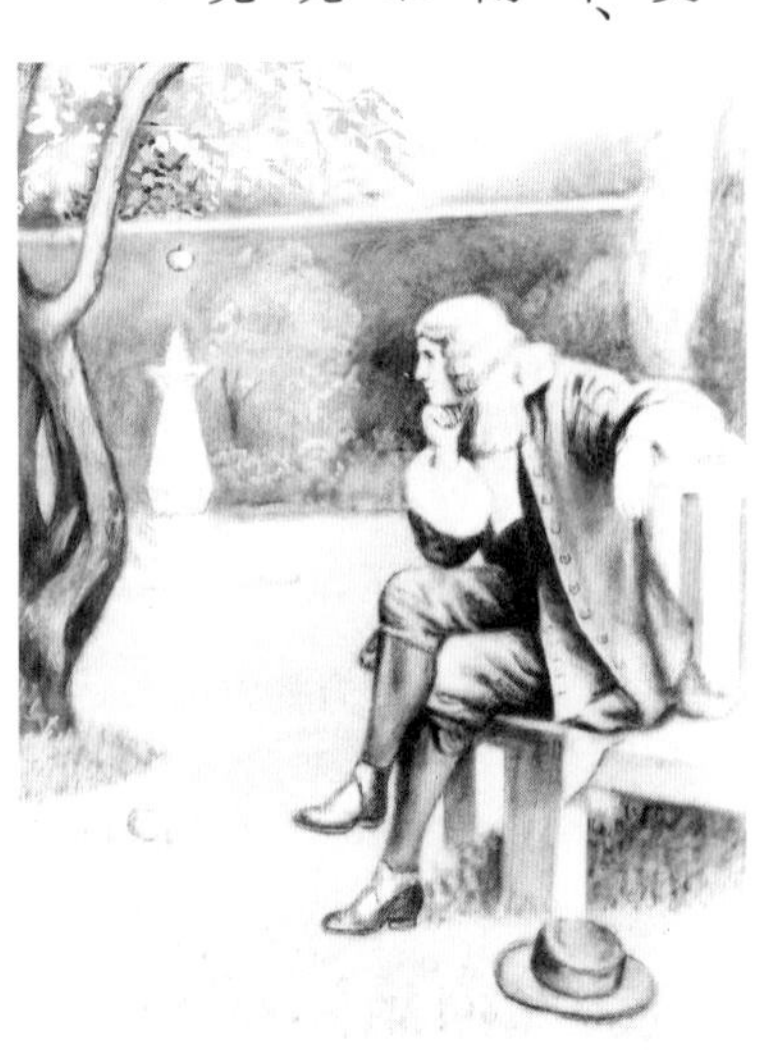
思索中のアイザック・ニュートン（PPS通信社）

裁判にかけられて処刑されました。フスを支持するチェコの人々は、ドイツ人に抑えられていたチェコ人の自由を求める運動と結びつき、信仰の自由を求めてフス戦争（一四一九〜一四三六年）を引き起こします。神聖ローマ皇帝は鎮圧のために十字軍を五回も派遣しましたが失敗し、信仰の自由を認めるかたちで和約を結びました。フス派の一部はドイツに逃れて「ボヘミア兄弟団（チェコ兄弟団）」を組織し、その影響を受けたイギリス国教会のジョン・ウェスレー（一七〇三〜一七九一年）がメソジスト派を組織することになります。

ウィクリフやフスの思想は異端として弾圧されましたが、その後、十六世紀に宗教改革の火蓋を切ったマルティン・ルター（一四八三〜一五四六年）に大きな影響を与えました。

ルネサンス美術、ルネサンス文学、宗教改革、科学革命、ロマン主義——ひと言でいえば「西欧近代」そのものが、十四世紀の黒死病パンデミックの余波として始まった、ともいえるのです。

デフォーのルポルタージュから何を学ぶか

その後も、ペストは流行を繰り返しました。ヨーロッパにおける最後の大流行となったのが、先にも述べた一六六五年の「ロンドン大ペスト」です。

十七世紀のイギリスは、スペインに代わって世界市場に参入を始め、イギリス東インド会社を代表とする多くの商社が、世界中の富をロンドンにもたらしました。そのなかにペスト菌が混入していたとしても、驚くにはあたりません。

宗教改革の混乱がオリバー・クロムウェル（一五九九〜一六五八年）によるピューリタン（清教徒）革命（一六四二〜一六六〇年）とチャールズ一世の処刑という悲劇を引き起こし、王政を廃止した軍人クロムウェルの独裁を経て、一六六〇年、王政復古で混乱が収束したばかりのロンドンを、今度は恐るべき疫病が襲います。ロンドンの人口の七分の一を失わせたともいわれるこの疫病は、二〇一六年のDNA調査の結果、ペストであったことが判明しています。

後世に生きる我々にとっては幸いなことに、『ロビンソン・クルーソー』の作者ダニエル・デフォー（一六六〇〜一七三一年）が、当時のロンドン大ペストについて、その名も『ペスト』という作品で詳細な記録を残しています。

ペストといえば、アルベール・カミュ（一九一三〜一九六〇年）の同名作『ペスト』が有名です。カミュの『ペスト』は二十世紀初頭の仏領アルジェリアにおける流行を背景に、一人の医師を主人公にして人間の「生の意味」を問う文学作品です。これに対してデフォーの『ペスト』は、感染拡大に襲われた都市機能がいかに崩壊していくか、人々の心理や行動にいかなる影響を及ぼすかを、新聞記事のように淡々と綴（つづ）ったルポルタージュです。

今回の疫病で死んだ最初の者は、一六六四年の十二月二十日ころに死んでいる。場所はロング・エイカー付近だった。この最初の人間が病気をもらったのは何からかといえば、オランダから輸入された絹の梱（こり）からで、それを開けた所が、ほかならぬその人の家だったというわけである。

（『ペスト』中公文庫）

翌一六六五年四月になって感染拡大が始まり、富裕層は荷物を馬車に詰め込んでいっせいに郊外へと脱出していきました。使用人たちは解雇され、ロンドンで路頭に迷います。食料品以外の商業活動も停止し、商店主たちは次々に失職します。それでも行くあてのない者は、自分だけは大丈夫だろうとロンドン市内にとどまり、結果的にバタバタと斃れていきました。

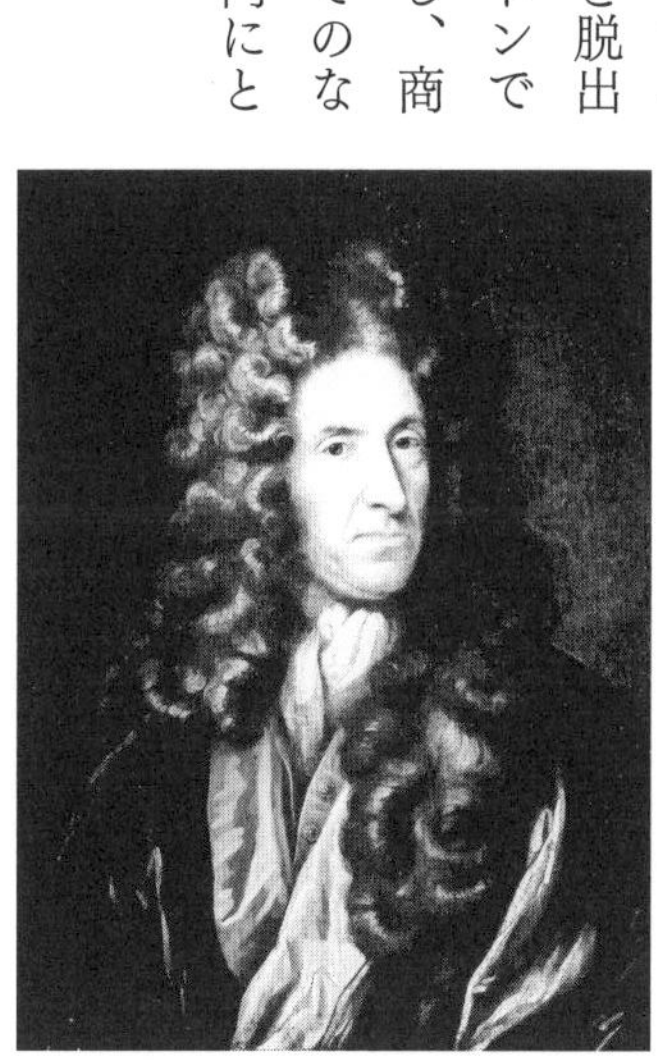

ダニエル・デフォー

町を歩けば到ところで見るも痛ましい光景に次から次へとぶつかった。私の心は病気そのものに対する恐怖に、いまさらのように慄然とした。ある人間のごときは、たいてい頸部か鼠蹊部にできるあの腫脹が固くなってどうしてもつぶれず、猛烈な激痛に、まるで巧妙な拷問に苦しめられているかのように、虐げられていた。七顛八倒の苦しみに耐えかねて、窓から飛下り自殺するもの、拳銃で自殺するもの、等々が続出した。私もその無気味な死体をさんざん目撃した。この他、どうにもこうにも我慢できないでひっきりなしに呻きまわって、かろうじて苦しさをごまかそうとする者もいた。その悲痛な、腸の底からふり絞るような絶叫は、町を歩いていると否応なしにわれわれの耳朶をうった。まったく、その声は考えただけでも、われわれの心をすくみあがらせるのに充分であった。

（同右）

この病気の正体はいったい何なのか。その当時、ペスト菌はまだ発見されていません。未知の微生物説、有毒ガス説、神罰説などが飛び交いましたが、「患者との直接・間接の接触によって感染する」ことは、誰の目にも明らかでした。市民たちは防護策を講じます。

食料品を買出しに出かけるということが、ロンドン全市破滅の大きな原因だった、ということをここであらためて強調したい。なぜなら、市民たちが病気をもらってくるのは、たいていこういった買物に行った際だったからである。おまけに、食料品そのものが汚染していることも稀ではなかった。（中略）

人々がおよそ考えうるかぎりの予防手段を講じたことはいうまでもない。たとえば、市場で一切れの肉を買う時でも、肉屋の手から受け取らないで、鉤から受け取るというふうであった。肉屋のほうもその点ぬかりはなく、そのために特別に用意しておいた酢入りの壺に代金を入れてもらい、けっしてそれに手を触れるということはなかった。お客は釣銭をもらわないでよいようにと、どんな端金でも払える用意としていつも小銭を持って歩いていた。（同右）

ロンドンのロックダウンと物流の停止

ロンドン市は防疫措置として、患者が出た家を一カ月間封鎖しました。建物単位でロックダウンをかけたのです。当局は監視人を置いて昼夜交替で二十四時間監視させ、外出も来客も禁止しました。必要な食料や医薬品は監視人が買いに行き、そのあいだは外鍵をかけて出られないようにしたのです。

当然、すでに発症した患者とともに家屋内に監禁された家族は感染のリスクが高まるので、家から逃れようとします。しかし、市当局はその一家が全滅したとしても、それ以上、感染が拡大しない道を選びました。もちろんのこと、監視人は怨嗟(えんさ)の対象となります。

> 監視人に対する暴行沙汰もかなり頻繁にあったらしく、私の信ずるところでは、(中略)殺された者、あるいは少なくとも致命的な傷害を受けた者の数は一八名ないし二〇名を下らなかった。彼らは、感染したために閉鎖命令をくらった家の者たちが、家を出ようとするのをとめたために傷害を受けたといわれている。

しかし、それも考えようによっては無理からぬことであった。閉鎖された家の数だけ、いわば牢獄が忽然としてロンドンに出現したようなわけだったから。しかも閉じこめられた人間、いや、殺処分された人間というのが、何も罪を犯したというのではなく、ただそうでもしないと悲惨な結果を一時に招くというそれだけの理由で閉じ込められているにすぎなかったのである。（同右）

さらに、小動物の出入りも禁じられます。イヌやネコが体毛に病毒をつけて運んでいると疑われ、数万匹のペットが殺処分されるという痛ましい出来事もありました。じつはネコはネズミの天敵として有用でしたが、そもそもネズミがペスト菌の宿主であることがわからなかったのです。

患者の発する腐臭や死臭そのものが病毒であるという誤解も広まり、黒色火薬や石炭を燃やして部屋をいぶしたり、街路では四六時中、焚き火を焚いてもうも

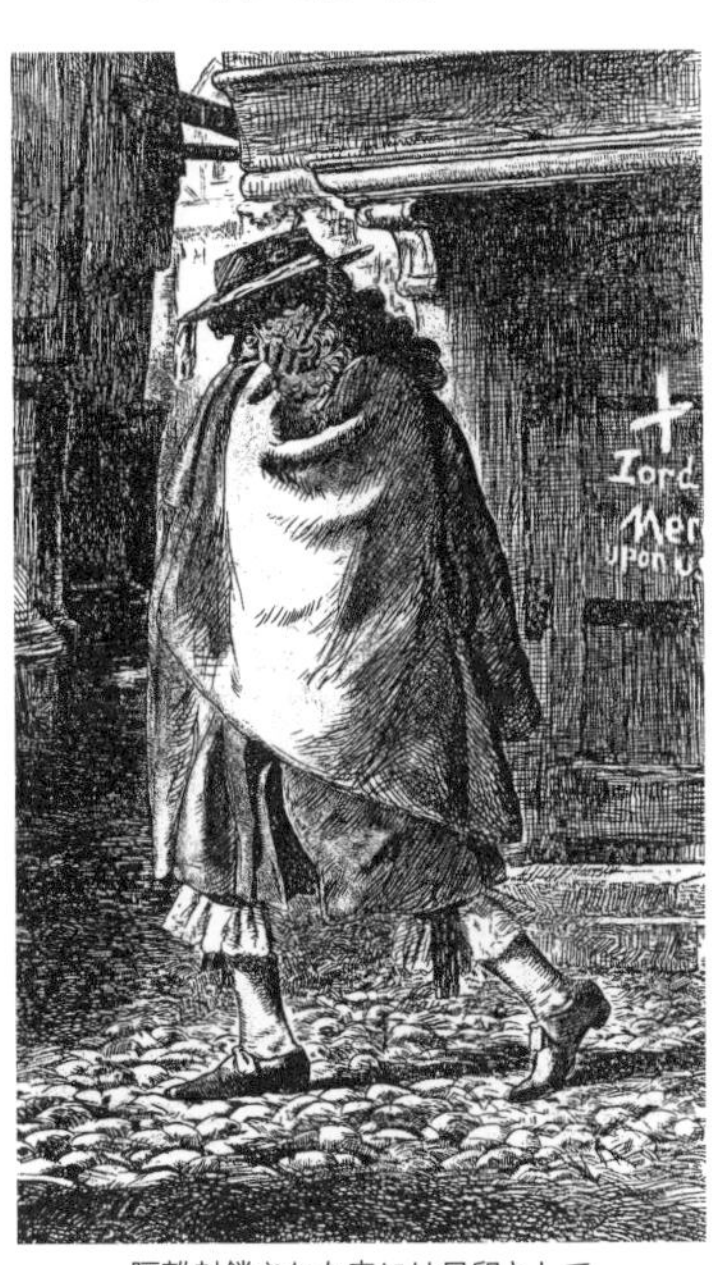

隔離封鎖された家には目印として赤十字が描かれた。（PPS通信社）

うと煙を立てることなども行なわれましたが、効果はありませんでした。
首都におけるペストの大流行は物流を滞らせ、イギリス経済に大打撃を与えます。

疫病（ペスト）が勃発した当初、（中略）市民たちのあいだに大きな動揺が生じ、それが原因で商業はいっさい停頓してしまった。例外は食料品やその他の生活必需品であった。しかし、これとても、膨大な数の市民が避難したし、またおびただしい市民が病床にたおれたほかに、相当数の者が死んだために、そういった物資のロンドンにおける消費は、（中略）少なくとも二分の一以上は減じた。（中略）市内その他のあらゆる種類の手職人、小売商人、職工などが、（中略）することがなくなった。（中略）それに関係したいろいろな日雇い職人だの職工だのが多量にお払い箱になってしまった。（中略）一人暮らしの者も大勢食いはぐれてしまったし、（中略）所帯持ちも悲惨な境遇に突き落とされた。（同右）

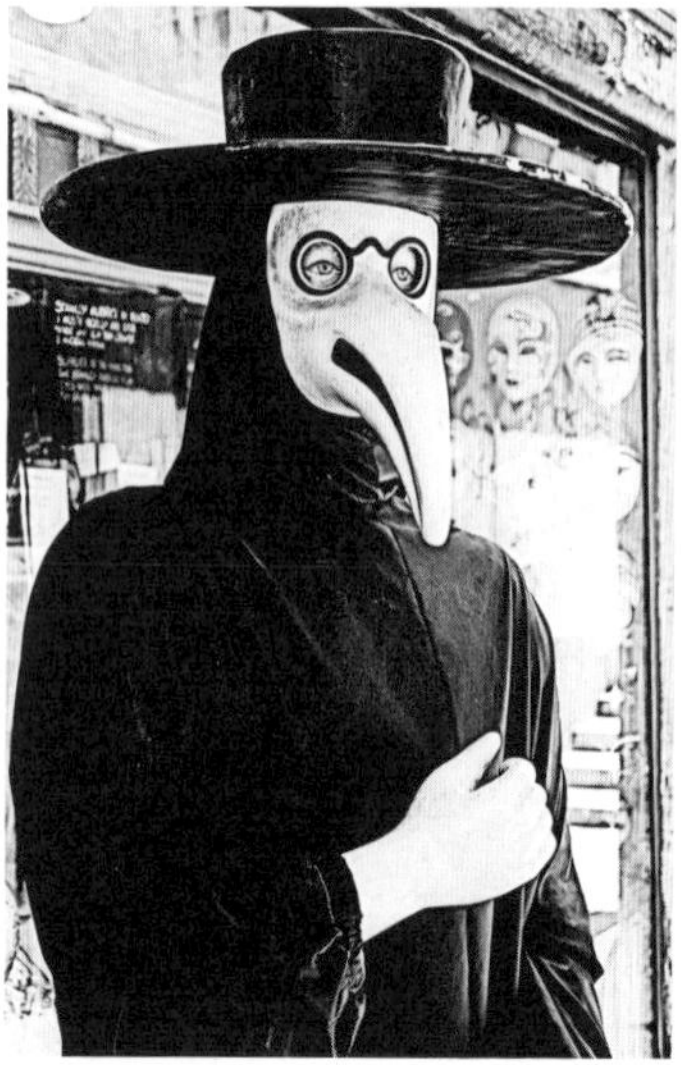

ペスト医。治療ではなく、患者の発見と報告を任務とした。フランス王ルイ13世の侍医シャルル・ド・ロルムが発明（1619年）した防護服。

ペストの焚き火。煙を立てることは、ペスト抑制に効果があると信じられていた。（PPS通信社）

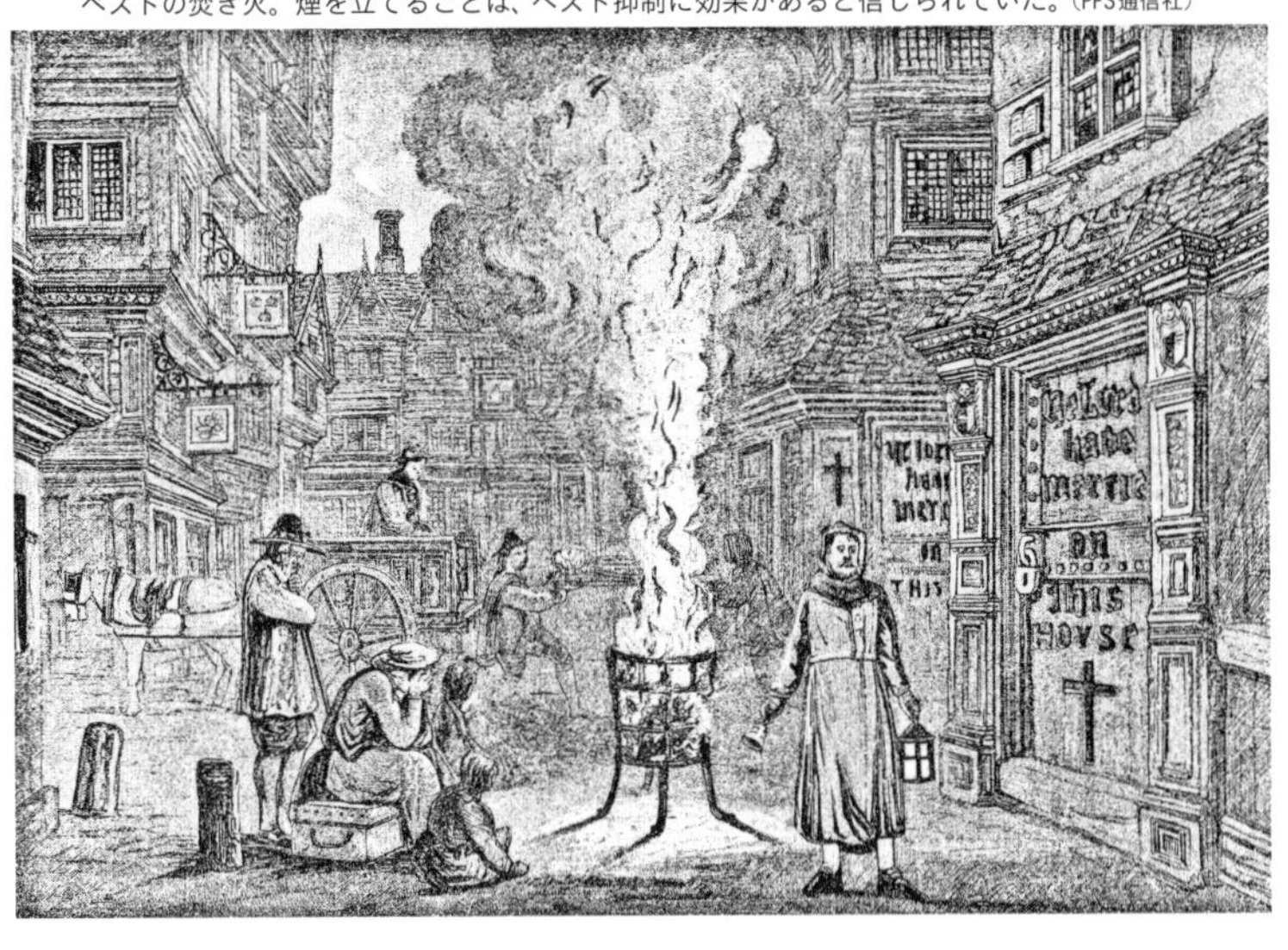

ロンドン市の窮乏を知って、ロンドン脱出組の富裕層や全国各地から巨額の義援金が寄せられ、国王チャールズ二世も毎週、一〇〇〇ポンド（現在の貨幣価値では数千万円）の義援金をロンドン市に下賜しました。これらの善意をロンドン市当局が低所得者層の当座の生活費として分配し、彼らを飢饉から救います。また、失業者を臨時の「ペスト医」や監視人、死体運搬人として雇い、日当を支払いました。こうした職業は死と隣り合わせでしたが、自身や家族を養うため、多くの低所得者が応募しました。

ロンドン市当局が何千、何万という、これらの、やがて病気にかかって不幸に呻吟した人々の困苦と欠乏を救済することをえたということは、まさしく当局の名誉として賞すべきことであり、またこの話が語り継がれるかぎり、永久に世人の胸に残ることであろう。食う物がなくなって餓死したという人は一人もいなかった、少なくとも当局がそのことを知っていてそれを見過ごしたということはなかった、と私は明言してはばからないのである。（同右）

冬季に活性化するインフルエンザウイルスと逆に、ペスト菌は夏に活性化します。一六六五年の夏に猖獗（しょうけつ）を極めたペストですが、秋になるとロンドン市当局が発表する死亡週報が死亡者数の減少を報じました。運よく生き残った者には集団免疫ができていたのでしょう。五〇万都市だったロンドン市民のうち、約七万人の命を奪ったペストは、沈静化へと向かいます。最悪の時期を脱した、と生き残った人々は喜び合いました。

ロンドン・ペストを劇的に終わらせたもの

しかし、このペストの完全な終息は、ドラマチックかつ意外なかたちで訪れました。翌一六六六年のロンドン大火です。

現在、金融センターとしてビルが立ち並ぶシティ・オブ・ロンドン（旧市街）は、その当時、藁葺（わらぶ）きの木造家屋が連なる下町でした。同時代の江戸とも似ていて火事は日常茶飯事、しかもポンプがない時代ですから、消火活動といっても、火元の周囲の建物を取り壊すことだけでした。ロンドン大火の九年前（一六五七年）には、江戸の街を焼き尽くした明暦（めいれき）の大火（振袖火事）が起こっています。

一六六六年九月二日、未明のロンドンで発生した火事も、悪条件が揃っていました。長く干魃が続いて何もかもが乾き切ったロンドンの上を、強い東風が吹いていたのです。出火場所は旧市街の東端、ロンドン塔近くのパン屋でした。東風に煽られて火の粉が飛び、木造家屋が次々に延焼します。テムズ川畔にあった石炭や火薬の貯蔵倉庫群に類焼したことから、旧市街全体を覆う巨大な炎となって手がつけられなくなり、ロンドンは四日間燃え続けました。※5

ロンドン大火でペストが終息したことについて、当時の人々は「火と煙で病毒が清められ

※5 「ロンドン大火から３５０年 Part1 燃えつきた都――灼熱の四日間」『サバイバー』（二〇一六年九月二十九日、No.952）https://www.japanjournals.com/feature/survivor/8700-160929-fire-1.html

た」と見なしました。しかし、被災を免れた地域でもペストは再発しなかったことから、何かほかの理由があるのだろう、とデフォーは疑います。

この点についてマクニールは、西ヨーロッパ全体で木材不足から石造建築が推奨されたことに加え、ロンドン大火後の都市再開発によって藁葺き屋根が禁止され、瓦屋根に代わったことにより、クマネズミが屋根裏の住処を失ったことが原因だろうと推測しています（『疫病と世界史（下）』）。

デフォーは生々しい『ペスト』を、「馬具商H．F．」というペンネームを使い、自身の見聞録というかたちで書きました。しかし、一六六五年に五歳の幼児だったデフォーにこ

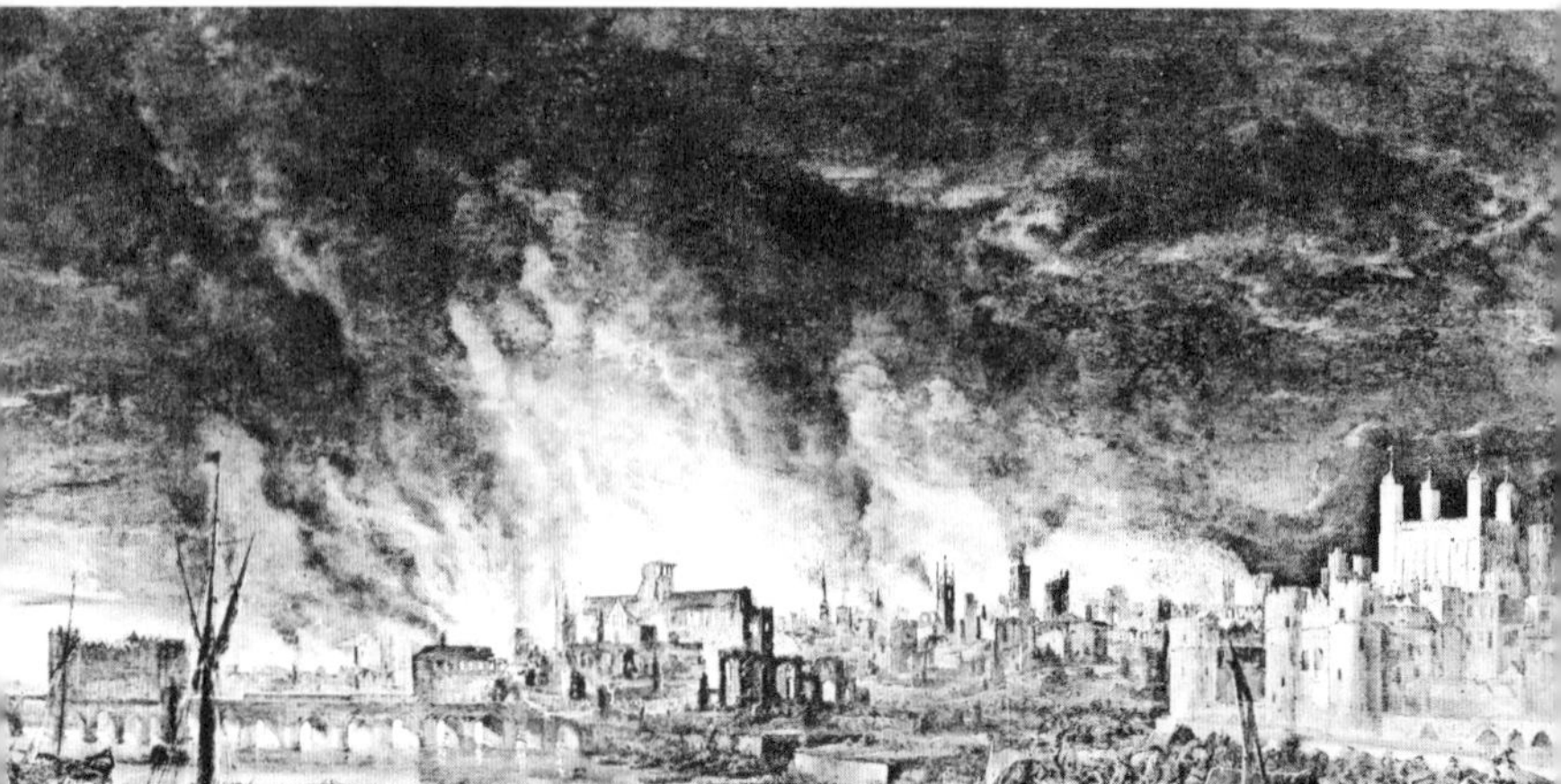

ロンドン大火（1666年、PPS通信社）

れほどの見聞ができるはずはなく、実際には経験者へのインタビューや公文書をもとに、このロンドン最大の危機を再構成したものと思われます。

ペストが終息に向かったある日の出来事として、デフォーはこんな逸話を伝えています。

かなり大勢の人がそこの通りを行き来していた。ちょうどそこへミノリズ教区の端のほうから一人の男がやって来たが、彼はしばらく通りをじろじろ見わたしていた。と、突然、両手を広げて、「変われば変わるもんだなあ！　わたしがここに先週来た時には、ほとんど人の影なぞ一つもなかったのに、今のこの変わりようは何ということだ！」と叫んだ。その言葉を聞きつけたほかの男がつづけていった、「まったく驚くべきことです。夢みたいな話です」するとまた別の男がいった。「ありがたいことですね、まったく。これも神さまのおかげですよ。神さまにお礼を申し上げなくちゃ罰が当たりますね」人間の力、人間の業はついに及ばなかったのである。こういった人々はみな知合いでも何でもない、ただの行きずりの人にすぎなかった。しかし、こういった挨拶のやりとりは毎日街頭でしばしば見受けられる光景であった。（『ペスト』）

どんな感染症もいずれは終息する。いかに打ちひしがれた状況下でも、希望を失ってはいけない。そのことを当時のロンドン市民は、後世に伝えようとしているのではないでしょうか。

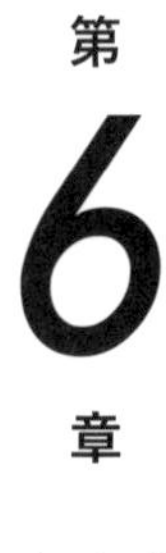

天然痘ウイルスとの戦争に勝利した人類

スペイン人がアメリカ大陸にもたらした天然痘

ローマ帝国を衰退させた「アントニヌスの疫病」も、奈良時代の日本を襲った天平の疫病も、その正体は天然痘でした。しかし、天然痘が人類に破滅的な災厄をもたらしたのは、大航海時代のアメリカ大陸でした。アメリカ先住民（ネイティブ・アメリカン）は、天然痘に対する免疫をもっていなかったからです。

一四九二年、クリストファー・コロンブス（一四五一ごろ〜一五〇六年）率いるスペインの探検隊が、ハイチ（現地名「アイティ」）に来航しました。彼はこの島を「スペインの（島）」という意味で「イスパニョーラ」と命名しました。棍棒しかもたなかった先住民（タイノ人）は、スペイン人が手にしていた鉄の剣や鉄砲に脅えました。しかし彼らは、さらに恐ろしいものをスペイン人がもち込んでいたことに気づかなかったのです。

一五一八年、同島で最初の天然痘が発生しました。この病は、なぜか先住民だけを襲い、推定人口二五万人の大半が死に絶えました。先住民の奴隷労働に期待していたスペイン人入植者

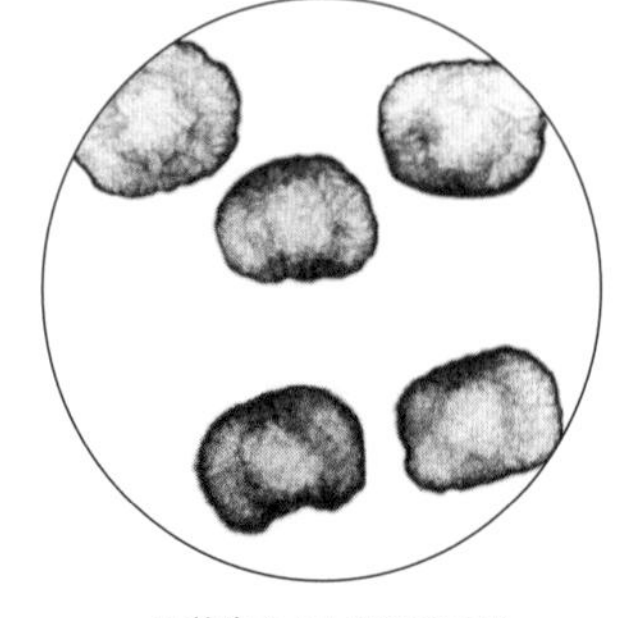

天然痘ウイルス（PPS通信社）

は労働力不足に悩んだすえ、一つの解決策を見出しました。それは、西アフリカから多数の黒人奴隷を輸入することでした。推定一二〇〇万人が西アフリカからアメリカ大陸などへ連行された奴隷貿易は、世界史の悲劇ですが、それは別の災厄ももたらしました。マラリアなど熱帯性の感染症が、アメリカ大陸へもち込まれたのです。

スペイン人入植者であったエルナン・コルテス（一四八五～一五四七年）は、一五〇四年にイスパニョーラ島に渡り、成功を収めていました。一五一一年、奴隷を求めてディエゴ・ベラスケス（一四六五～一五二四年）が率いたキューバ遠征に参加します。その戦功によってキューバ総督になったベラスケスの秘書官に抜擢されましたが、その後、総督と対立したコルテスは出奔します。

一五一九年、コルテスは小銃で武装したスペイン兵など六〇〇人、馬一六頭を動員して、メキシコへと上陸しました。

現地人通訳から奥地に豊かな国があるとの情報を得たコルテスは内陸へと向かいます。そこにはアステカ王国があり、征服民族である少数のアステカ人（メシカ人）が、多数の先住諸部族を従えていました。テスココ湖の島に建設された首都テノチティトランは、いくつかの橋で湖畔と結ばれ、その中心にそびえる巨大な階段ピラミッドでは太陽神に捧げる儀式のため、捕虜の若者の胸を黒曜石のナイフで切り開き、心臓を抜き出すという凄惨な儀式が行なわれていました。現代人の目で見れば野蛮の極みですが、アステカの人々から見れば生贄は神と一体になる儀式であり、「高貴な死」と考えていたようです。

アステカ第九代の君主モクテスマ（モンテスマ）二世（一四六六〜一五二〇年）は、予言に脅えていました。その予言とは、かつてこの地を追われた「白い肌にあごひげの神」ケツァルコアトル（アステカ神話の「風の神」）が、「一の葦の年（一五一九年）」に東方から戻ってくるというものでした。王は、東方海岸に見張りを配置します。やがて見張りが告げました。「『見慣れぬ大きな船』が接岸し、『白い肌にあごひげの者たち』が上陸した」と。

王は全軍に告げます。

「神々を迎えよ」

コルテス軍はメキシコ高原に入り、抵抗を受けることもなくアステカの首都へ入城します。輿に乗ったア

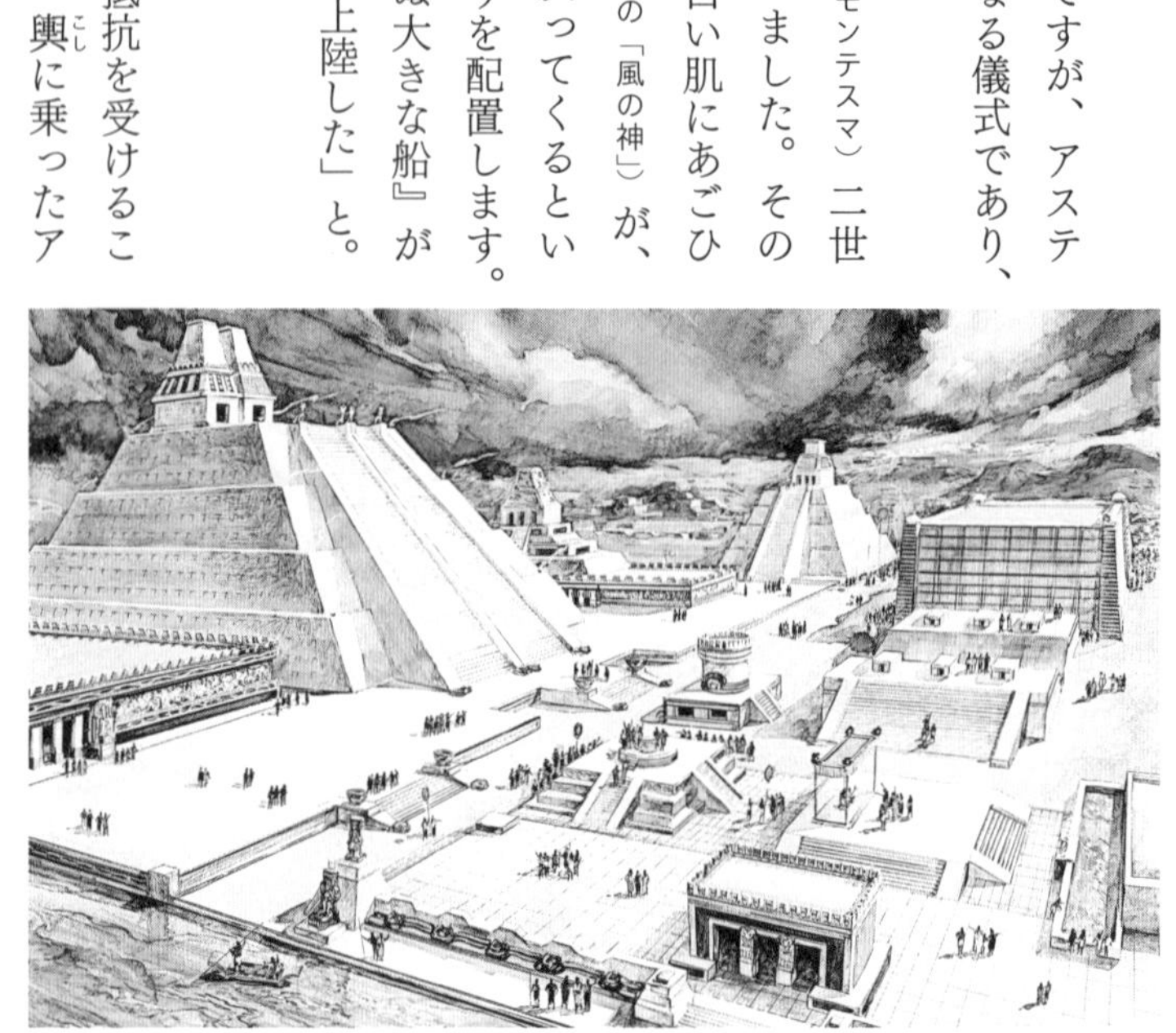

アステカの首都テノチティトラン（PPS通信社）

ステカ王モクテスマ二世がコルテスを出迎え、カルロス一世に財宝を献上し、こう語りました。

「この国を、あなたにお返しします」

コルテス一行はモクテスマ二世の父の宮殿に案内され、六日間滞在し、神殿での血みどろの儀式をも〝見学〟しました。そこで彼はこのように決意します。「このおぞましい血塗られた悪魔崇拝の文明は、滅ぼすべし」。

アステカの当時の推定人口は二五万。武器は貧弱ですが圧倒的多数のアステカ軍の存在を確認したコルテスは、援軍確保のため、いったん首都から退去します。その一方、アステカ政権内では、「スペイン人は神ではない」という声が高まり、王の弱腰を責める声が上がっていました。緊張が高まるなか、恐怖に駆られた残留スペイン兵が、儀式に集まったアステカの貴

エルナン・コルテス

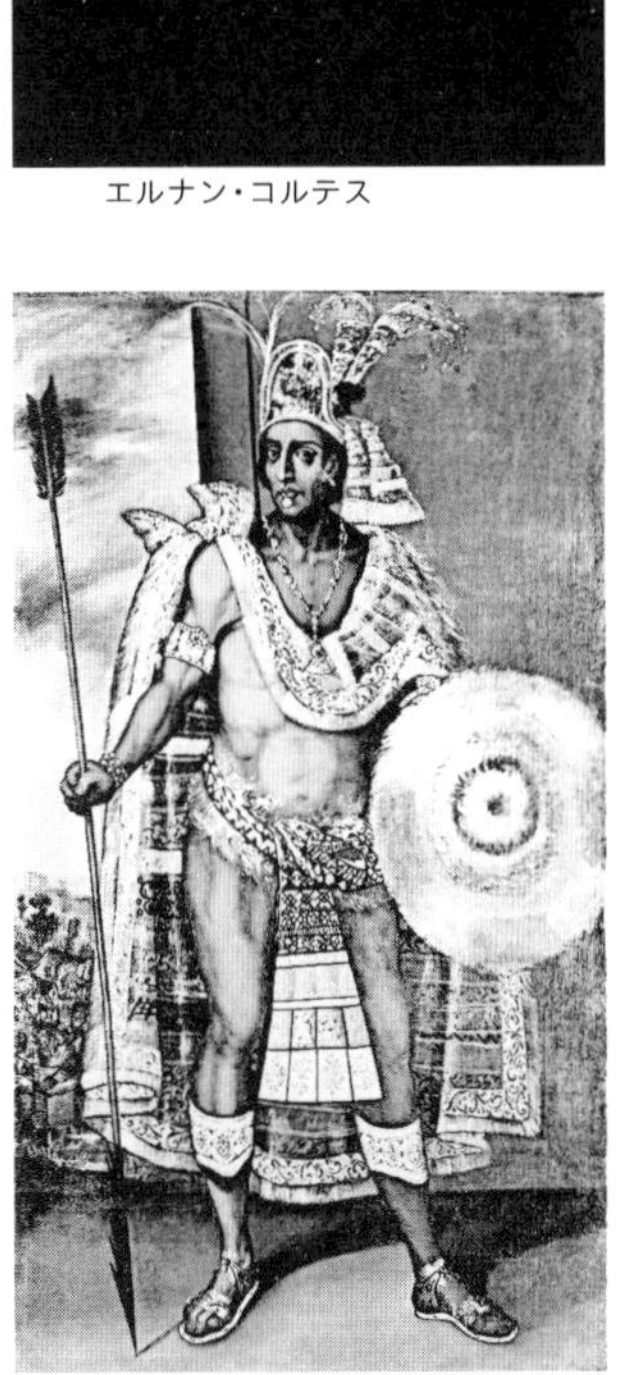

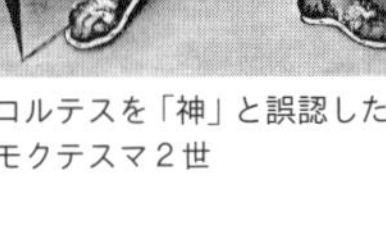

コルテスを「神」と誤認したモクテスマ2世

族・神官らを虐殺したのです。逆上した民衆がスペイン兵を襲います。モクテスマ二世が仲介に入りますが、逆に投石に遭い、のちにこの傷がもとで亡くなります。スペイン側も多くの犠牲者を出したため、退却を余儀なくされます。

もともとキューバ総督への反逆者であったコルテスに、総督からの支援はありません。彼らには火器が不足していました。コルテスは鋳物工場を建て、大砲を鋳造します。火山の噴火口に探検隊を送って硫黄を確保し、火薬も製造しました。さらにアステカに反発する周辺諸部族との同盟に成功し、数百のスペイン兵を数万の周辺部族が支援する態勢を整えます。

この間、なぜアステカ側は手をこまぬいていたのか。なぜコルテスに準備期間を与えずに追撃しなかったのか。

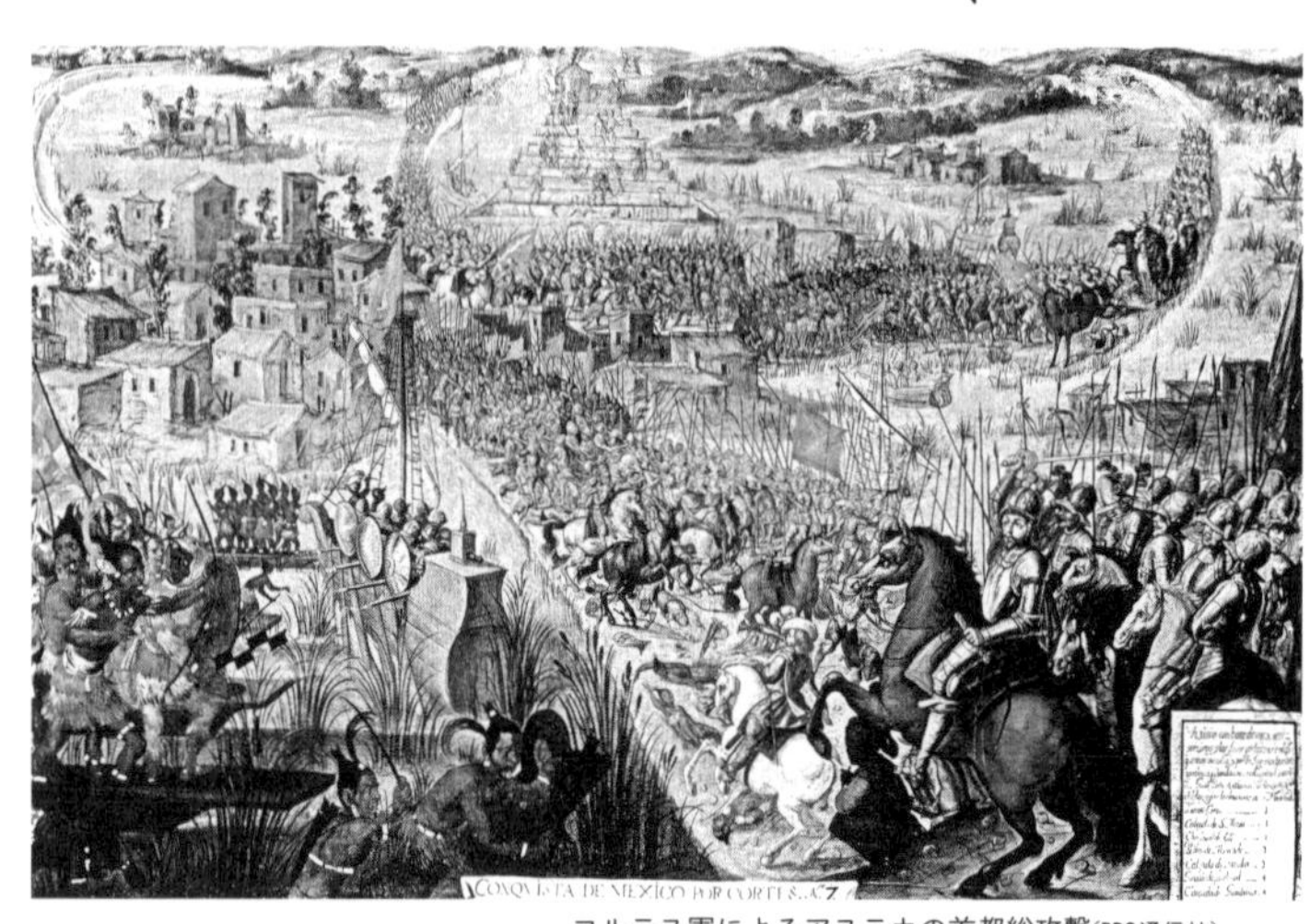

コルテス軍によるアステカの首都総攻撃(PPS通信社)

じつはこの間に、天然痘がアステカを襲ったのです。投石がもとで亡くなったモクテスマ二世の弟であるクィトラワク（一四七六？～一五二〇年）が王位を継ぎますが、在位わずか八十日で天然痘に斃れてしまいます。

一五二一年、コルテスは鉄砲・大砲で武装したスペイン兵を先頭に、周辺諸部族を動員し、総勢五万とも一〇万ともいわれる兵で首都を総攻撃しました。

モクテスマ二世の従弟であった二十五歳のクアウテモック（舞い降りる鷲、一四九五？～一五二五年）が、最後のアステカ王として籠城戦を指揮します。しかし、三カ月後の八月十三日、ついに首都は陥落し、脱出途中に捕虜となりました。誇り高きクアウテモックは死を望むものの、コルテスはすぐには殺さず、隠し財宝のありかを自白させるため拷問にかけます。クアウテモックがこの拷問に耐え、口を割らなかった話は有名です。

最終的にコルテスは、この最後のアステカ王を「スペインに対する反逆罪」で絞首刑に処し、アステカ王国は滅亡しました。

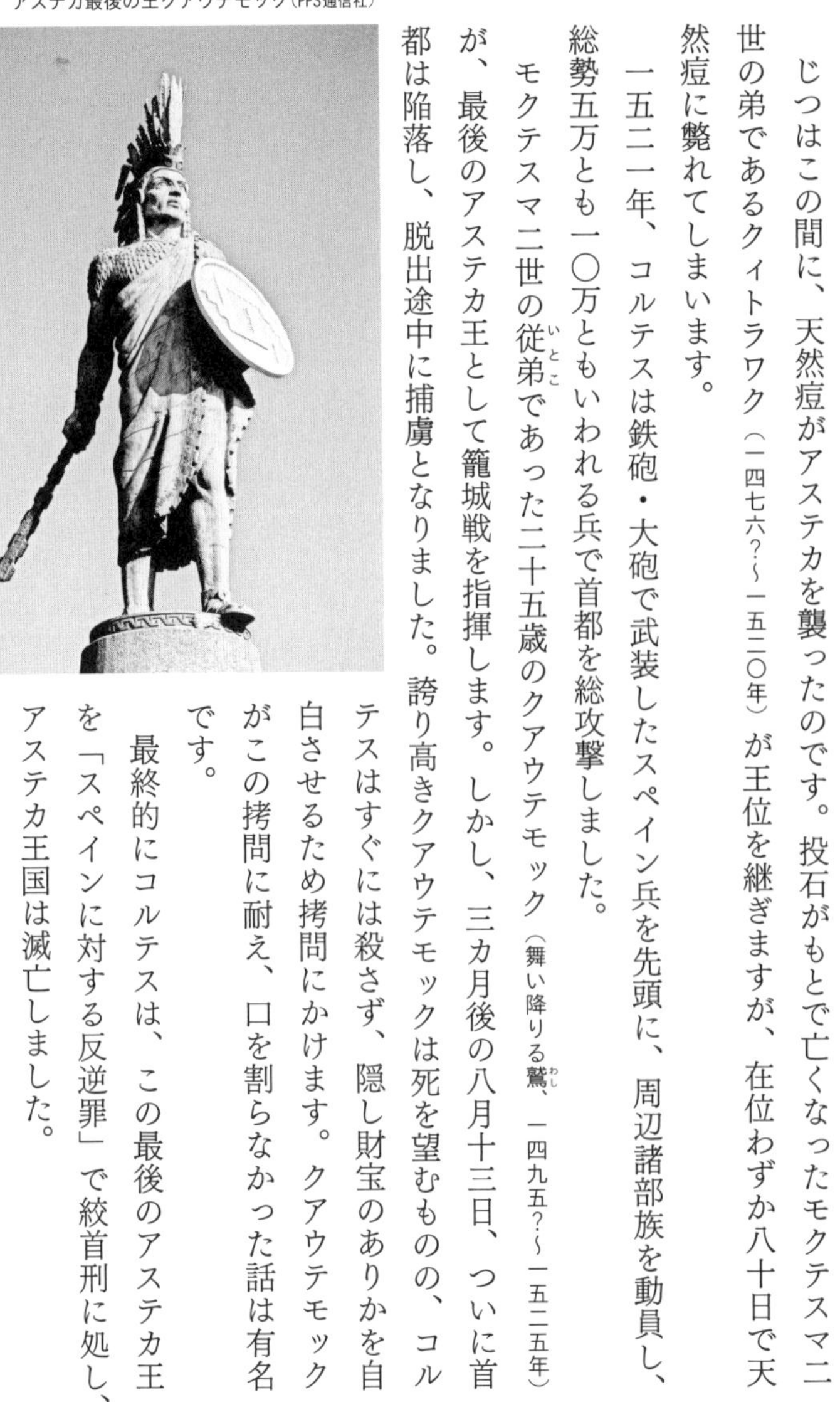
アステカ最後の王クアウテモック（PPS通信社）

人口八〇〇万人のインカ帝国が一瞬で崩壊

アステカ征服の功績により、スペイン王カルロス一世は、コルテスをヌエバ・エスパーニャ（新スペイン）の総督に任命しました。スペインはアステカの都を徹底的に破壊し、湖を埋め立て、スペイン風の都市シウダ・デ・メヒコ（現・メキシコシティ）を建設しました。

一五三一年、フランシスコ・ピサロ（一四七六～一五四一年）率いる遠征隊一八〇人弱が、パナマを出港し、南米の太平洋岸を南下してペルーに上陸、首都クスコに進軍していました。黄金郷ペルーの情報を得ていたのです。ピサロもイスパニョーラ島の入植者で、先輩であるコルテスから先住民征服のコツを伝授されていました。

「王を捕らえよ」と。

当時のインカ帝国は、版図を最大にした皇帝ワイナ・カパックが、遠征先で数千人の兵とともに天然痘により亡くなった直後であり、後継者として期待された皇太子ニナン・ヨクチも同じく天然痘でこの世を去ったため、王位継承争いで揺れていました。ピサロはこの機に乗じ、策を弄してインカ皇帝アタワルパ（一五〇二?～一五三三年）に会見を申し込みます。

インカにも「白い神」の神話があり、皇帝アタワルパは会見に応じました。一五三二年十一月、数万のインカ軍を引き連れて、会見場所へと向かいます。

ピサロは途中の町カハマルカの広場を会見場所に指定し、広場の周辺に騎兵隊を隠しました。トランペットの合図とともに突撃させ、皇帝を捕らえる作戦です。やがてインカ軍が現れると、あまりの数の多さにスペイン兵は恐怖に震え、失禁する者までいました。純金製の輿（こし）に乗ったアタワルパは、エメラルドとオウムの羽根で飾られた豪華な衣装を身にまとい、広場の中心で止まります。そこにピサロと、カトリックの宣教師であるビセンテ・バルベルデが現れます。

黒衣のバルベルデは左手に十字架、右手に聖書を掲げ、「インカの王よ。スペイン国王カルロス陛下に従え。これは我らが主、キリストのご意思である」と聖書をアタワルパに差し出します。インカ人は文字を知りません。ましてやラテン語を読めるはずもないアタワルパは聖書を投げ捨てました。

これを見たバルベルデは「これほどの冒瀆（ぼうとく）があろうか」と叫びます。ピサロの合図とともにトランペットが鳴り響き、隠れていたスペイン騎兵隊が突撃しました。

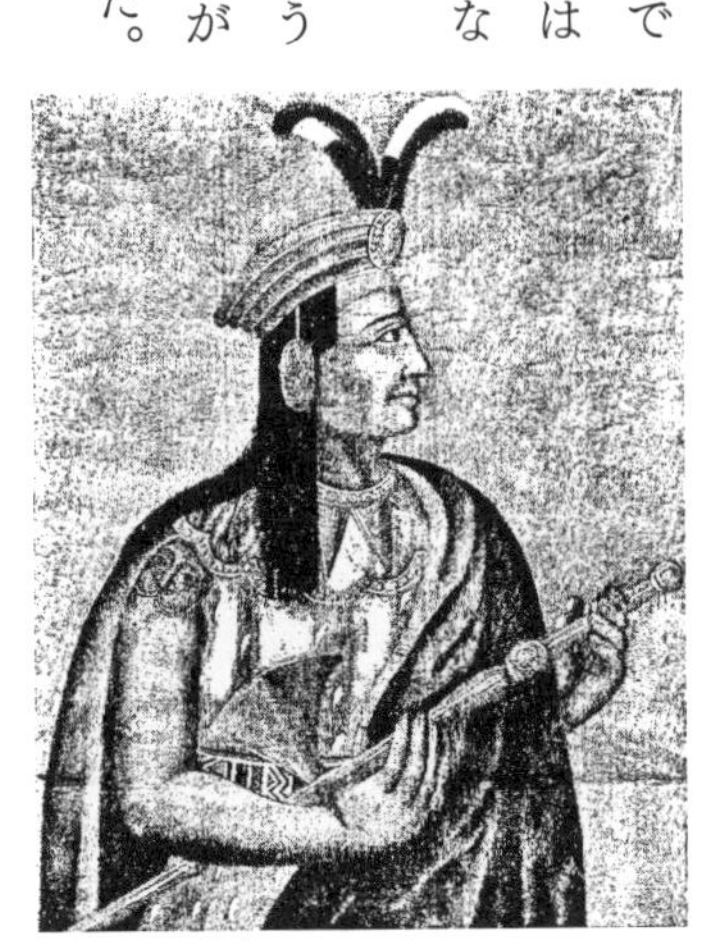

インカ皇帝アタワルパ

武器らしい武器をもたなかったインカ兵を、鉄の鎧で身を固めたスペイン騎兵隊が切り刻んでいきます。小一時間ほどの戦闘、というよりも虐殺の結果、インカ兵二〇〇〇人が殺され、また重傷を負い、スペイン側の死者はいませんでした。

スペイン兵はアタワルパの輿に迫り、輿を高く掲げもつ従者たちを斬り殺していきます。やがて輿はひっくり返され、アタワルパは捕縛されました。

ピサロは王を人質にとることで、インカ側の動きを封じます。アタワルパは身代金を支払えば釈放されると信じ、建物一棟分の金と二棟分の銀をインカ人たちに集めさせました。ピサロはこの身代金を受け取ったあと、アタワルパを投獄します。そして翌年七月、アタワルパを裁判にかけ、「スペインに対する反逆」「偶像崇拝」「異母兄ワスカル殺害」など一二の罪状により、火炙りによる死刑判決を下します。

インカでは皇帝の遺骸はミイラにされ、天空と地上を媒介するとされていました。アタワルパは自らの遺骸が焼かれることだけは避けたいと考え、カトリックに改宗し、絞首刑に処せられます。

一五三三年、ピサロは処刑したアタワルパの弟トゥパックワルパを名ばかりのインカ皇帝に擁立し、首都クスコに入城します。かくしてインカ帝国はスペイン支配下に入ったわけですが、ここで天然痘が蔓延します。傀儡(かいらい)皇帝も病死し、インカ人はスペインに対する最後の抵抗を試みますが、もはや手遅れでした。

推定人口二五万人を擁したアステカと、推定人口六〇〇〜八〇〇万人を擁したインカ。二つの帝国のあっけない崩壊については、いまだ鉄の製法も騎馬戦法も知らず、棍棒で武装した歩兵しかなかったアステカ軍に、鉄砲・大砲と騎兵で襲いかかったスペイン兵の圧倒的な兵力差があった、という説明がなされます。しかし、それと同じ時期に天然痘が蔓延して人口が激減し、兵力も激減していた事実もより強調されるべきでしょう。

この事件が与えたショックは、中南米の先住民にとってトラウマとなりました。突然襲ってきた謎の病気は、古き神々にどれほど生贄を捧げて祈っても効果が得られなかったばかりか、敵であるスペイン人は、この病気でほとんどダメージを受けなかったのです。

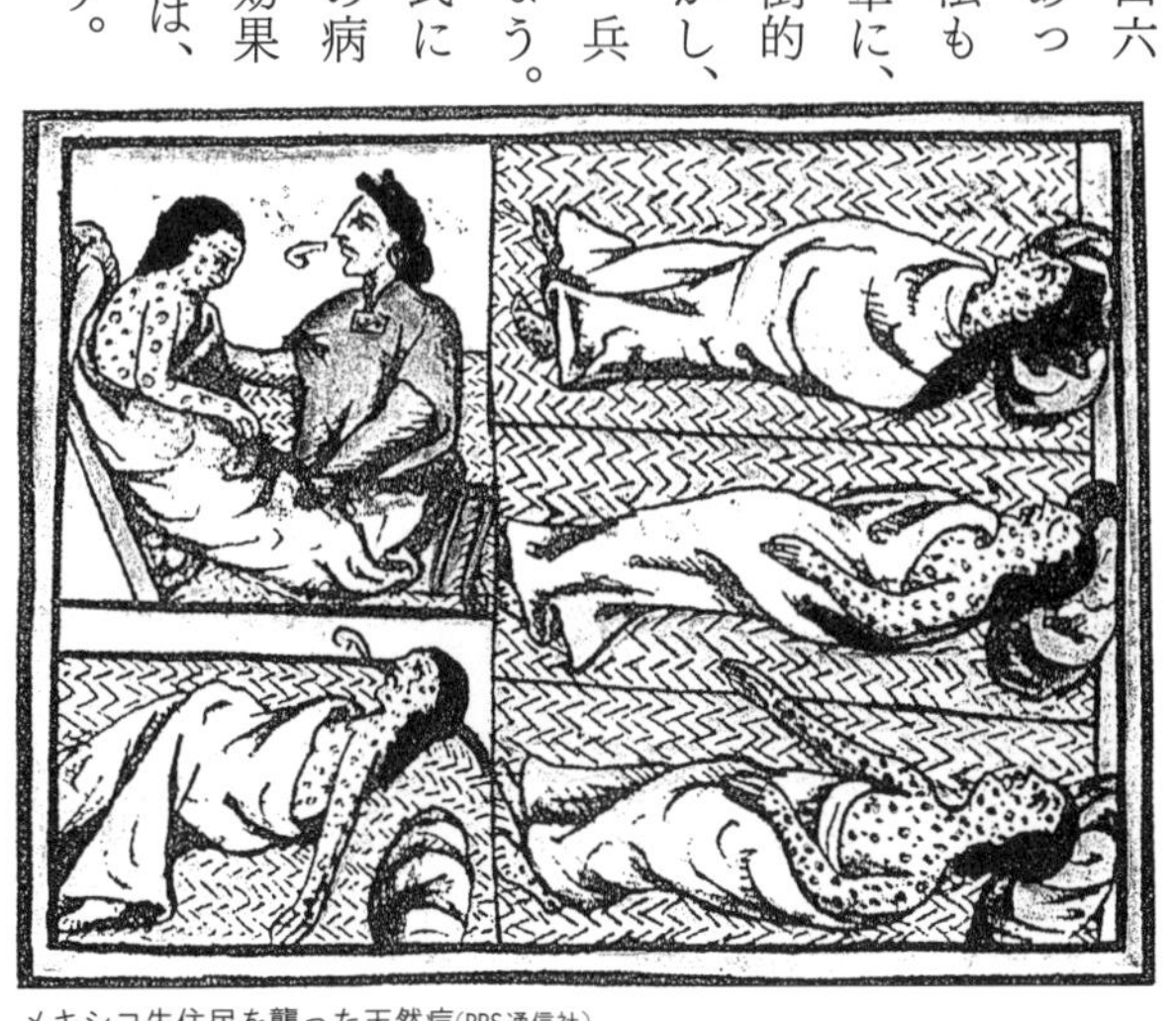

メキシコ先住民を襲った天然痘(PPS通信社)

しかも、災厄は天然痘だけでは終わりませんでした。その他の病気、たとえば、麻疹や発疹チフス、インフルエンザ、ジフテリアなどが同じヨーロッパ人入植者によって、一方でマラリアや黄熱が、アフリカからの奴隷によってもたらされました。繰り返される疫病により、アメリカ先住民は、肉体的にも精神的にも打ちのめされてしまったのです。

そこで凶悪な征服者に続いてやってきたカトリックの宣教師が、「お前たちの神々は悪魔だった。悔い改めてキリストに救いを求めよ」と説教を始めたとき、多くの先住民が夢遊病者のように改宗したであろうことは、想像に難くないでしょう。感染症による社会不安が、新たな宗教の受容を促進する典型的なパターンが、この時代にもあったのです。

その後、スペインの中南米支配は、十九世紀まで

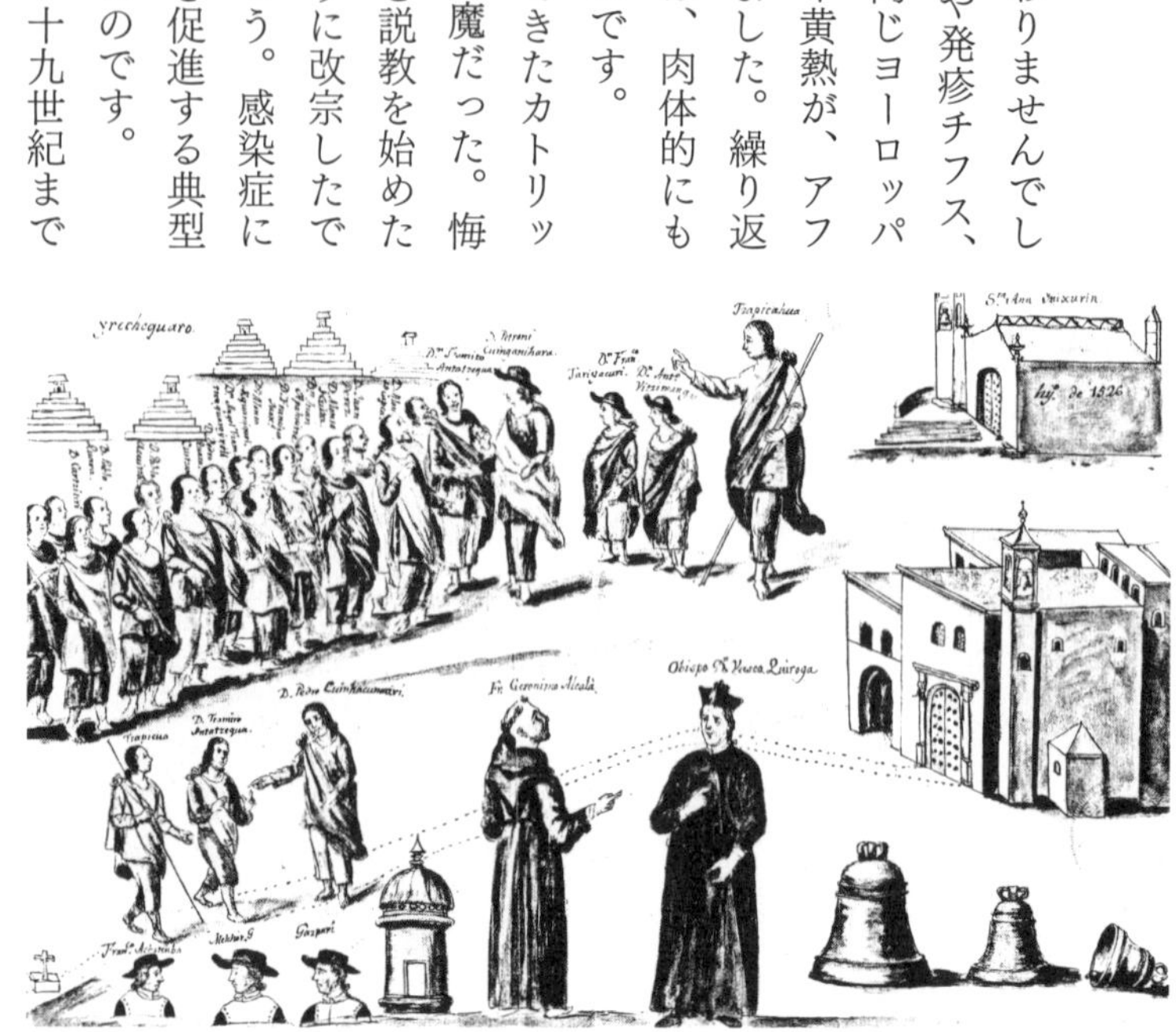

先住民に洗礼を授ける宣教師（PPS通信社）

三百年にも及びました。この間に形成された、スペイン人地主が先住民の小作人を支配するという社会構造は今日まで続いていて、中南米諸国の社会不安の根本的な要因となっています。

インディアン戦争とイギリス軍の「細菌兵器」

一方で、北米はどうだったのでしょうか。白人が「インディアン」と呼ぶ北米の先住民は、アステカやインカのような帝国を築くことなく、小さな部族集団に分かれて狩猟や農耕によって暮らしていました。土地私有の観念は弱く、部族長は合議制で選ばれる社会でした。専制君主が官僚機構を通じて支配していた中南米のアステカやインカとは、そこが大きく異なります。

そこに十七世紀、イギリス人とフランス人の入植者がやってきて抗争を始めます。開拓民が多いイギリス人は先住民を鉄砲で追い立て、柵をめぐらした私有地を形成しました。これに比べて寒冷地のカナダに入植したフランス人は先住民に鉄砲を売り、毛皮を手に入れる交易で生計を営みました。この結果、先住民の大半はフランス側につくことになったのです。

イギリス人入植者は、フランス人・先住民連合軍との戦争（フレンチ・インディアン戦争、一七五四〜

一七六三年）に勝利を収めると、北米のフランス植民地を奪い、先住民に対する追撃を強めました。王を捕らえればおとなしくなる中南米の先住民と違って、明確な指導者をもたない北米の先住民は、神出鬼没のゲリラ戦で抵抗し、さらには騎馬戦法と銃の扱いを覚えてしまったことも、イギリス人にとっては脅威でした。

五大湖の南では、オタワ族の族長オブワンディヤグ（ポンティアック）率いる先住民連合軍が、イギリス人の入植地を襲撃し、それに対してイギリス軍のジェフリー・アマースト将軍が掃討作戦を実施しました（ポンティアック戦争、一七六三〜一七六六年）。アマーストは、天然痘患者の膿がついた毛布やハンカチを先住民に贈ることを思いつき、これを実行しました。つまり、天然痘を細菌兵器にしたわけです。細菌兵器について、モンゴル軍がカッファ攻略戦のときに黒死病患者の遺体を城内に投げ込んだという話は、第5章で見たとおりです。

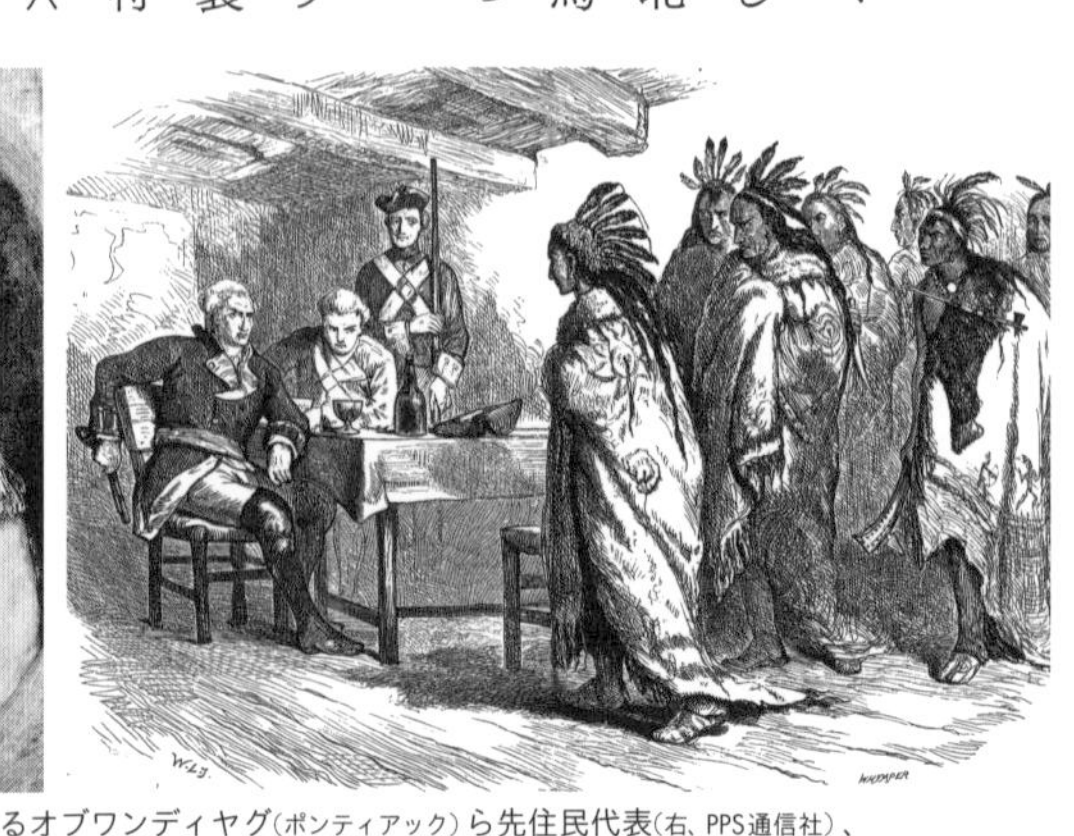

イギリス側と交渉するオブワンディヤグ（ポンティアック）ら先住民代表（右、PPS通信社）、ジェフリー・アマースト将軍（左）

この作戦に、どれほどの〝効果〟があったのかはわかりません。それ以前から天然痘は、先住民の村々を冒しつつあったからです。おそらくフランス人との交易の最中でもたらされたのでしょう。

ポンティアック戦争は、引き分けに終わりました。財政難に苦しむイギリス本国が、戦線拡大を望まなかったからです。しかし、ヨーロッパからの移民の絶え間ない増加と、感染症の波状攻撃による人口減少は、白人に対する先住民の数的優位を失わせ、やがて、彼らは西部の荒野へと追い立てられていくのです。

免疫獲得のための危険な「人痘」療法

天然痘は、ユーラシア大陸でも周期的に小規模な流行を繰り返していました。

天然痘ウイルスが発見される以前にも、患者の皮膚に生じるかさぶたや膿から伝染すること、また、一度感染して回復した者に免疫ができることも、経験則的にわかっていました。そこで、微量の感染によって免疫を確保しようとする人痘（じんとう）の接種が、アジア各国ではすでに実施されていたのです。

中国では、患者の膿を染み込ませた綿を鼻に詰める、あるいは乾燥させたかさぶたの粉末を鼻から吸い込むという方法がとられました。オスマン・トルコ帝国では、親指と人差し指のあいだに小さな傷をつけ、天然痘患者の膿を植えつけるという方法がとられました。

自然の状態で天然痘に罹患した場合、死亡率は約三〇％で、これはペストに匹敵します。種痘を受けた場合も天然痘を発症しますが、その症状は軽微で、多くの場合は軽い発熱と発疹だけで回復しました。重症化する者もいましたが、死亡率は二～三％でした。種痘の是非は、このリスクを受け入れるかどうかという問題だったのです。※6

ヨーロッパでは、こうした人痘の接種は忌避されてきましたが、十七世紀のイギリスでは王朝断絶の危機によって、それが注目されるようになりました。一六九四年、名誉革命で即位した女王メアリ二世（一六六二～一六九四年）が子のないまま、天然痘で没しました。夫であるウィリアム三世（一六五〇～一七〇二年）は再婚せず、その八年後の一七〇二年、乗馬中に馬がモグラの巣につまずいたために落馬したのが原因で死去します。結局、メアリ二世の妹アン（一六六五～一七一四年）が、スチュアート朝最後の女王となりました。

イギリスには女王のときに栄えるというジンクスがありますが、アン女王もスペインとの戦争（スペイン継承戦争）を優勢に進め、またイングランドとスコットランドとの対等合併で生まれたグレートブリテン王国の初代君主となりました。

しかし、彼女の家庭生活は、悲劇的なものでした。夫との関係は良好で、彼女は一七回も妊娠しました。さぞ子だくさんかと思いきや、死産が六回、流産が六回、生後数時間で死んだ乳児が二人。彼女は自己免疫疾患を患っており、胎盤から胎児への栄養補給が滞っていた可能性があるとされています。

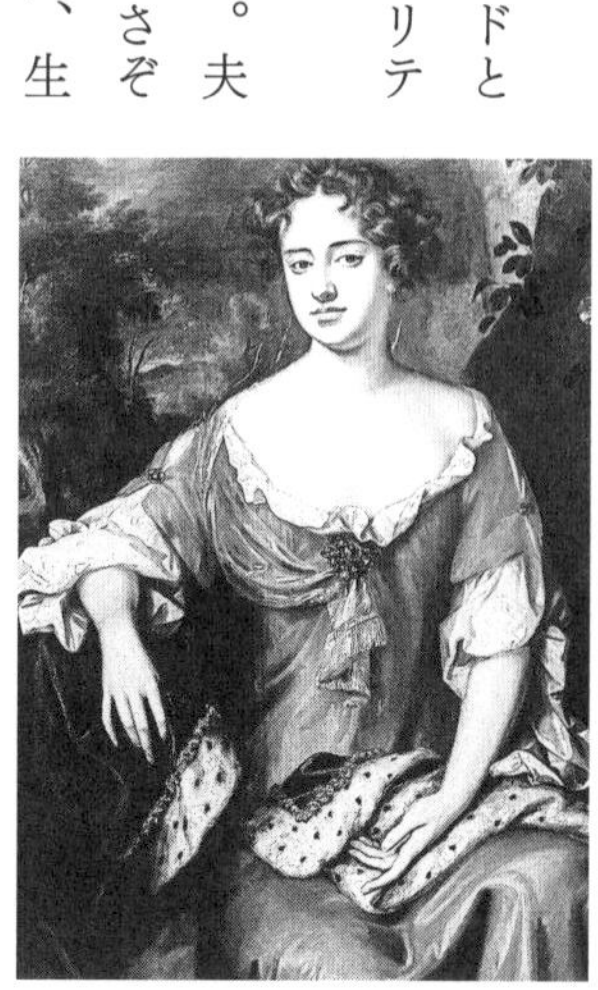
アン女王（PPS通信社）

それでも、女児二人が成長できそうに見えましたが、二歳の誕生日を迎える前にいずれも天然痘で死亡。唯一の男児ウィリアムは先天性の水頭症を患っており、十一歳で病死しました。生まれてくる子がみな死んでいく。母親として、これほどつらいことはないでしょう。アン女王はブランデーなしには生きられない酒浸りとなり、極度の肥満と痛風に苦しんで歩行不能に

※6　李啓充「アウトブレイク（3）　英社会にもたらされた人痘接種の試み」『医学界新聞』（二〇一〇年十一月二十九日）。
https://www.igaku-shoin.co.jp/paperDetail.do?id=PA02906_08

なりました。彼女が脳卒中で亡くなったとき、立方体に近い棺桶を用意する必要があったという逸話があります。

アン女王の死によりスチュアート朝が断絶したため、遠縁のドイツ・ハノーヴァー公国から、ジョージ一世（一六六〇〜一七二七年）がロンドンに迎えられ、ハノーヴァー朝が始まります（一七一四年）。五十四歳という当時としては高齢で即位したジョージ一世の家族をも天然痘が襲いました。スチュアート朝断絶の轍（てつ）を踏まないためにも、予防策が絶対に必要でした。

このとき、一人の貴婦人がイスタンブールからロンドンに戻ります。

彼女の名は、メアリー・ウォートリー・モンタギュー夫人（一六八九〜一七六二年）。ロンドン社交界の花形だった彼女は、弟を天然痘で亡くし、自身は一命を取り留めたものの、自慢の美貌が「あばた」で覆われてしまいました。オスマン帝国駐在のイギリス大使に任命された夫に伴ってイスタンブールに赴いたとき、彼女はトルコ人たちの人痘療法が天然痘予防法として成果を挙げている、という話を聞きます。意を決したモンタギュー夫人は、一七一八年、自らの

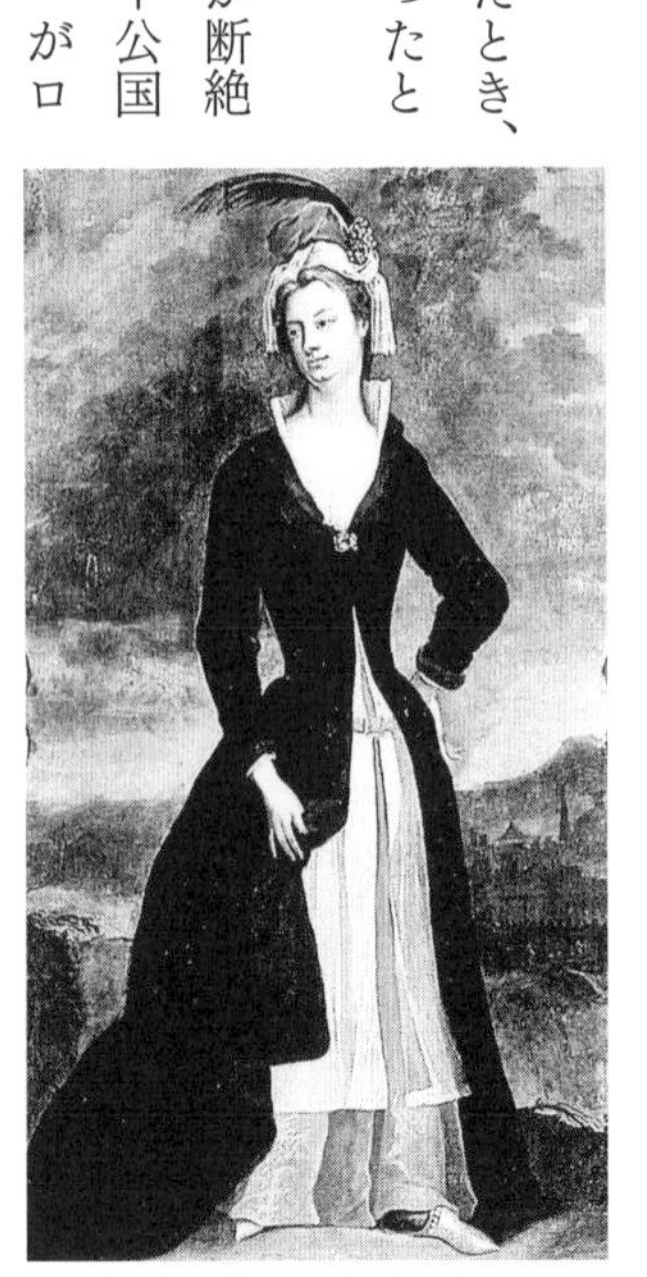
メアリー・W・モンタギュー夫人

五歳の息子にまず人痘を受けさせ、成功しました。

その後、ロンドンに戻った彼女は親交のあった王太子妃キャロラインに働きかけ、イギリス医学界の重鎮が居並ぶなか、今度は自らの娘に人痘を受けさせました。キャロライン妃からこの話を聞いた国王ジョージ一世はおおいに興味を示し、四人六人に釈放を条件として人痘を接種させ、安全性を確かめたうえで、孫娘の王女二人にも接種させました。王女様が受けたということで、このあとイギリス社会に人痘が広まっていくのです。

イギリスだけではなく、フランスでも、ブルボン朝の国王ルイ十五世（一七一〇～一七七四年）が天然痘で亡くなったことから、人痘への関心が高まりました。もちろん、各国ともに根強い抵抗がありました。最大の懸念は、やはり安全性でした。

ジェンナーの「種痘」――最初のワクチン療法

イギリス西部の田舎町バークリーで町医者をしていたエドワード・ジェンナー（一七四九～一八二三年）は、自分の息子にも人痘を接種していましたが、より安全な方法を探し求めていました。

ある日、ジェンナーは牛飼いの娘から、次のような話を聞きました。

「私たちは牛痘(ぎゅうとう)にかかってるから、天然痘にはかからないの」

牛痘とは、ウシが発症する天然痘によく似た病気で、ウシの乳房に水疱が生じます。乳搾りを通じて人間にもうつりますが、人間は皮膚に水疱ができるくらいで大事には至らず、回復します。

その話を聞いて、ジェンナーは考えました。

「牛痘に対する免疫が、天然痘に対する免疫になっているのだろうか。これは実験で確かめる必要がある」

一七九六年、ジェンナーは、乳搾りの娘サラにできた水疱からとった液体を、ジェンナー家の使用人の子である八歳のジェームズに少しずつ接種してみました。ジェームズ少年は微熱を出しただけで回復しました。これで免疫ができたと判断したジェンナーは、六週間後に本物の天然痘

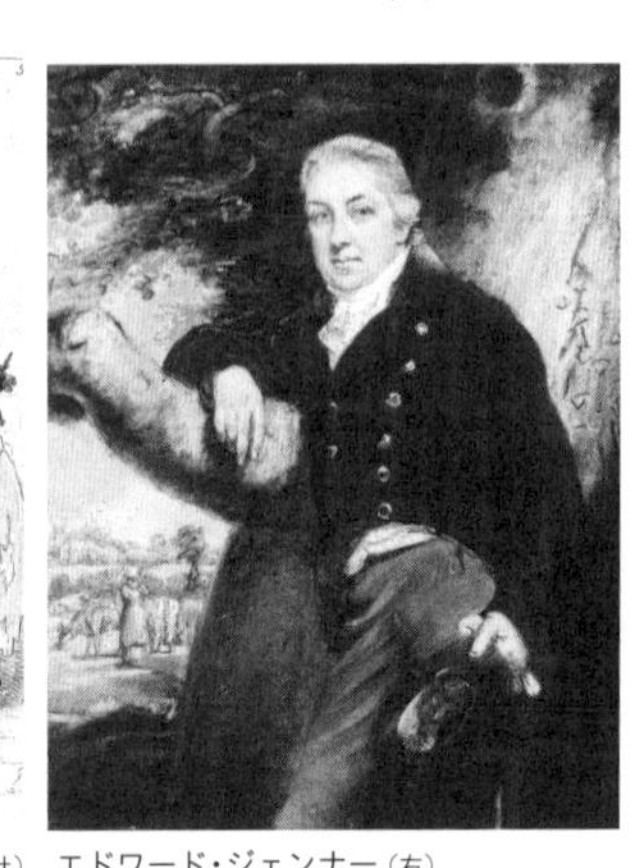

ジェンナーの種痘法を揶揄した漫画(1802年、左、PPS通信社)、エドワード・ジェンナー(右)

（人痘）をジェームズに接種してみました。彼は、まったく発症しませんでした。

ジェンナーはついに、天然痘を克服する安全な方法を確立したのです。

翌年、彼はこの成果を論文にまとめ、ロンドンの王立協会（自然科学に関する最高権威）に送りましたが、大学も出ていない無名の町医者の論文がまともに扱われることはありませんでした。しかしジェンナーはへこたれず、さらに二件の症例を追加した研究結果をまとめた報告書を自費出版し、大反響を呼びます。「ワクチン」もジェンナーの造語であり、ウシを意味するラテン語の「ウァッカ（vacca）」から名づけられました。ジェンナーはあえて特許をとらず、種痘の技術を無償公開することで、その普及に貢献したのです。

反対派は、「牛痘を接種するとウシになる」などの俗説を広めましたが、天然痘の恐怖から解放されたいという人々の願望は強く、一八〇一年までにイギリスでは一〇万人に上る人が接種を受け、海外のフランスやスペインのほか、植民地にも広まりました。イギリス政府は一八四〇年、ジェンナーの種痘法を公認し、人痘の接種を禁じました。

スペイン国王カルロス四世（一七四八〜一八一九年）は、一八〇三年に娘のマリーア・ルイーサが天然痘にかかったことを機に種痘法の採用を決断し、植民地メキシコ（旧・アステカ）にも種痘を送りました。これによって、中南米の人口減少にようやく歯止めがかかったのです。

江戸時代、種痘はいかに普及したか

日本には江戸時代初期の承応二（一六五三）年、明の医師である戴曼公（日本に帰化したのちに出家。法名は独立性易）によって人痘の接種法が伝わりましたが、普及しませんでした。その後、鎖国下とはいえジェンナーの牛痘法が伝わったのは意外に早く、イギリスに遅れること、二十年ほどでした。

伝来ルートは二つあり、一つはロシアから蝦夷地（北海道）経由、もう一つはオランダから長崎経由でした。

サムライ姿の中川五郎治（国立国会図書館蔵）

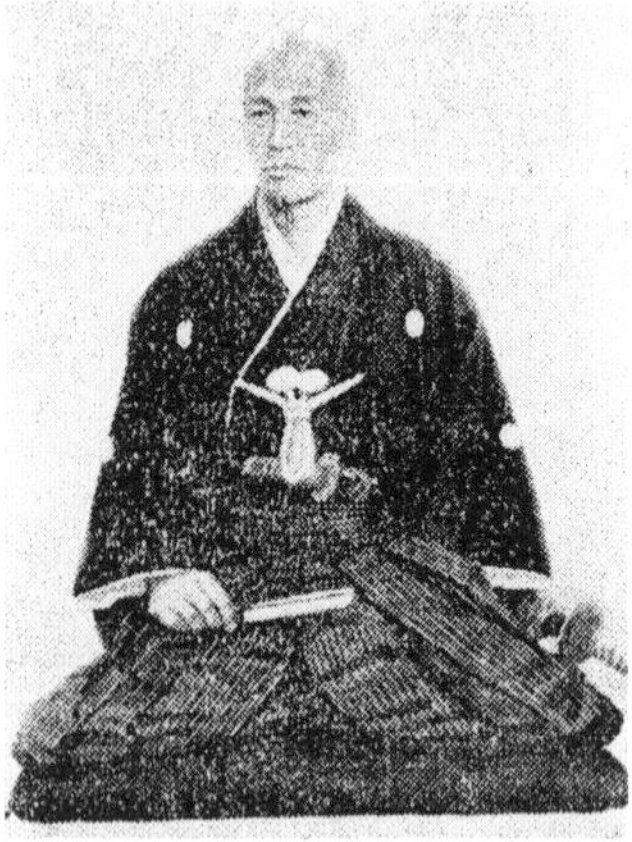

江戸幕府は、箱館（函館）の松前藩に蝦夷地の経営を委ねていました。コメがとれなかった蝦夷地では、アイヌ民族との毛皮交易や漁業が主要な産業でした。松前藩は和人（内地日本人）の商人に地域を割り当て、これらの事業を請け負わせました。

陸奥国（青森県）の廻船問屋・五郎治（一七六八〜一八四八年）

は、択捉島での事業を請け負い、アイヌ人の娘と結婚しました。ロシアにおびやかされた択捉島のアイヌ人は、松前藩に帰順していたのです。

文化四（一八〇七）年、ロシア兵が択捉島に上陸し、五郎治ら日本人が捕縛され、五年間シベリアに抑留されます。この間ロシア語を学んだ五郎治は、ロシア人医師からジェンナーの種痘法を習い、文化九（一八一二）年、捕虜交換船で蝦夷地に戻る際に種痘書をもち帰ったのです。

当時の蝦夷地では、和人が持ち込んだ天然痘が猛威を振るい、感染を恐れたアイヌ人が山に逃げ込んだため、労働力不足が深刻になっていました。蝦夷地の開発のためにも、種痘が必要だったのです。文政七（一八二四）年、五郎治は松前藩の和人に対し、日本初の種痘を実施して成功を収めます。

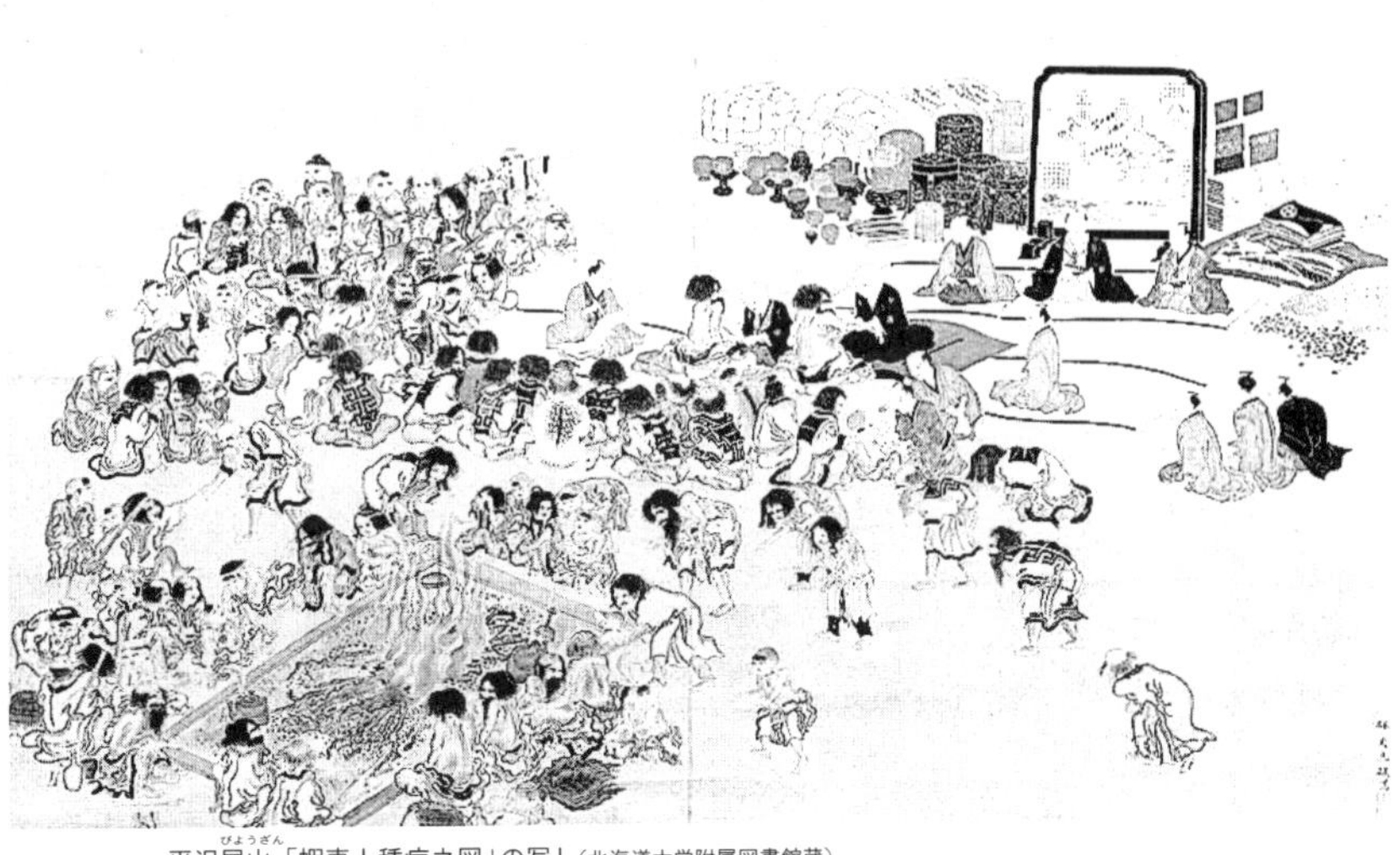

平沢屏山「蝦夷人種痘之図」の写し（北海道大学附属図書館蔵）

その効果を確かめた松前藩は、アイヌ人に対する集団種痘を実施し、天然痘の流行を収束させました。

長崎出島のオランダ商館は、ジャワ（インドネシア）のバタヴィア（ジャカルタ）総督とのあいだで情報交換しており、種痘の情報を得ていました。長崎商館長はバタヴィアから牛痘ワクチンを取り寄せますが、長きにわたる船旅でダメになっていました。オランダ商館付き医師のフィリップ・フランツ・フォン・シーボルト（一七九六～一八六六年）がワクチンを取り寄せますが、これも失敗します。

嘉永元（一八四八）年、長崎オランダ商館に着任したドイツ人医師オットー・モーニッケ（一八一四～一八八七年）は、佐賀藩主の鍋島直正から依頼を受け、バタヴィアで種痘を受けた子供から採取したかさぶたを取り寄せることに成功しました。モーニッケはシーボルトと同じドイツ人で、日本に初めて聴診器をもたらした人です。

モーニッケはさっそく佐賀藩医の息子に牛痘を接種して成功し、藩主・直正の四歳の息子（鍋島直大）にも接種を許されました。

日本ではウシが少ないので、牛痘を発症させた子供の水疱からワクチンをつくり、別の子供

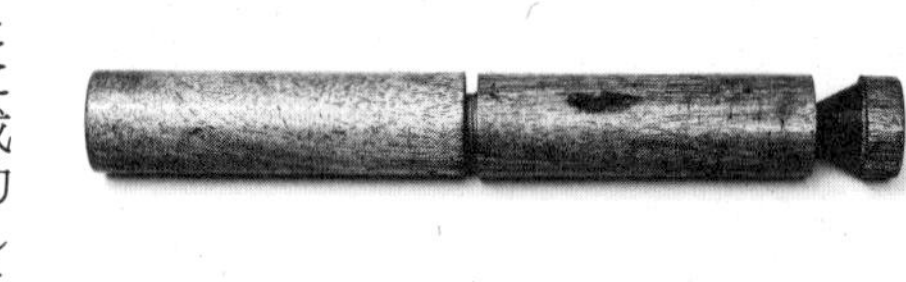

ドイツ人医師オットー・モーニッケが長崎へ持ち込んだ聴診器
（長崎大学附属図書館蔵）

に接種する方法が主流になりました。この方法は、全国の蘭方医のネットワークによって急速に普及します。江戸を訪れたモーニッケは、日本における種痘法の普及の速さに驚嘆しています。この蘭方医ネットワークの中心にいたのが、大坂（大阪）の緒方洪庵（一八一〇〜一八六三年）です。嘉永二（一八四九）年、洪庵は病院兼私塾である適塾の近くに「除痘館」を開き、種痘を実施しました。「牛痘を植えるとウシになる」という迷信と戦いながら、被験者を募って無償で接種し、私財を投じて関東から九州まで種痘を広めたのです。

安政五（一八五八）年、幕府はこの功績を認め、洪庵の種痘法を公認して免許制としました。これにより、江戸在住の蘭方医八三人が神田お玉ヶ池（現・千代田区岩本町）に私営の「種痘所」を開設しました。これがその後、幕府直轄となり、「西洋医学所」と改称されます。

慶応二年十二月二十五日（一八六七年一月三十日）、幕末の混乱のなか、攘夷派の中心であり宮中での西洋医学を禁じていた孝明天皇が、三十五歳の若さで急死します。頑健だった天皇の急死の原因は天然痘とされていますが、真相はよくわかりません。いずれにせよ、朝

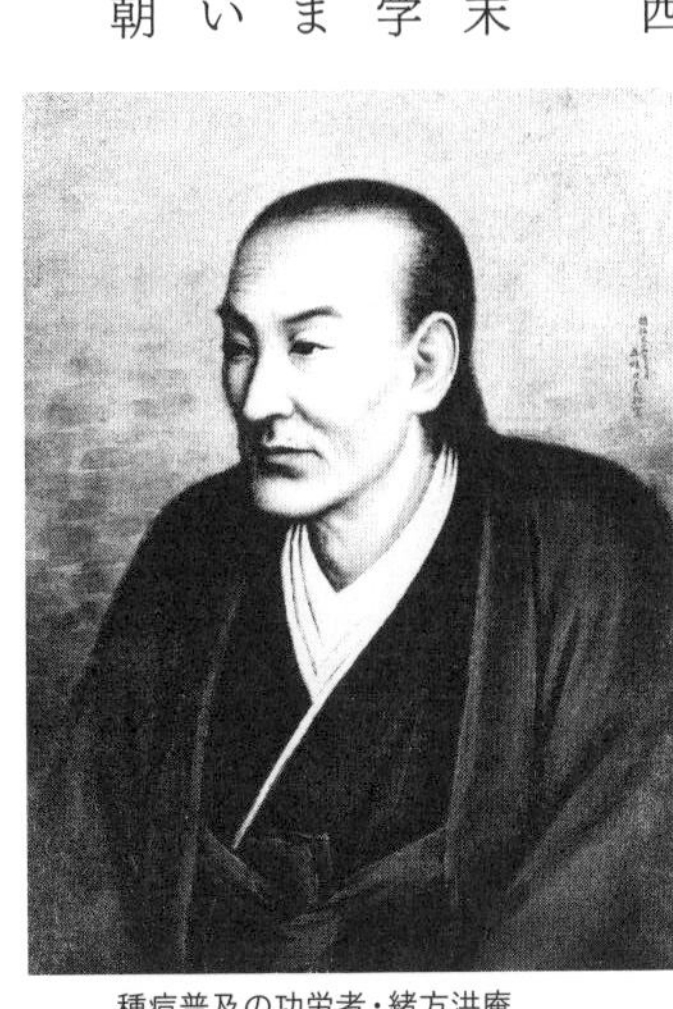

種痘普及の功労者・緒方洪庵
（大阪大学適塾記念センター蔵）

廷も種痘法の受容を認めざるをえなくなり、維新直後、明治天皇のもとで新政府は、種痘を制度化していきます。

明治九（一八七六）年、「天然痘予防規則」「種痘医規則」により、三度の種痘義務化・流行時の臨時接種・違反者の罰則規則などが定められました。その後、明治四十二（一九〇九）年に「種痘法」が施行され、「保護者ハ未成年者ヲシテ種痘ヲ受ケシムルノ義務ヲ負フ」などと明文化されます。この法律は、昭和二十三（一九四八）年の「予防接種法」施行まで効力をもちました。

明治期の大流行による死者が、三万二〇〇〇人（一八八五〜八七年）→二万四〇〇〇人（一八九二〜九四年）→一万六〇〇〇人（一八九六〜九七年）と減り続けたのは、明らかに種痘の効果でした。大正期には大正八（一九一九）年に死者九三八人を出したものの、それ以降は一〇〇人を超える年はありません。昭和に入ると敗戦直後の混乱のなか、一九四六（昭和二十一）年に約三〇〇〇人が死亡していますが、昭和三十一（一九五六）年以降は、国内での発生はありません。

人類の天敵だった天然痘は撲滅されたのか？

第一次世界大戦後、国際連盟のもとで組織された国際連盟保健機関（ＬＮＨＯ）が、第二次世界大戦後には国際連合のもとで世界保健機構（ＷＨＯ）に再編され、途上国での集団種痘を支援しました。ＷＨＯの活動は劇的な成果を挙げ、一九七七年にソマリアで最後の患者を確認したあと、自然感染者はゼロとなりました。これを受けて一九八〇年、ＷＨＯは天然痘の世界根絶宣言を行ない、各国に天然痘研究所の縮小と天然痘株の廃棄を要請します。

イギリスのバーミンガム大学医学部でも、微生物学講座が天然痘関係の予算の削減を迫られ、ヘンリ・ベドスン教授は研究成果を挙げようと急いでいました。一九七八年、同大学の女性職員ジャネット・パーカーは体調不良を訴え、翌週に発疹が発生します。天然痘と診断されて隔離されたパーカーは一カ月後に死亡しました。

この人が、人類最後の天然痘の犠牲者となりました。

感染ルートを検証した結果、パーカーの所属部署は、天然痘の実験を行なっていたベドスン教授の微生物学講座研究室の上の階にあり、老朽化した換気ダクトでつながっていました。自責の念に駆られたベドスン教授は自宅で自殺を試み、数日後に死亡しました。

日本では、昭和四十九(一九七四)年度生まれまでの人は右肩に種痘を受けています。昭和五十(一九七五)年度に接種を停止したので、これ以降の世代には種痘の痕跡がありません。

冷戦末期の一九八四年、米ソ両国はそれぞれ一カ所の微生物研究所で、天然痘株を冷凍保存することで合意しました。アメリカは疾病予防管理センター(CDC)、旧ソ連(ロシア)は国立ウイルス学バイオテクノロジー研究センター。いずれもバイオセーフティーレベル(BSL)4の施設です。BSLは、もっとも緩いレベル1から、もっとも厳しいレベル4まであり、レベル4ではシャワーの設置と防護服の着用が義務づけられます。

なぜ廃棄しないのか、という疑問に対して両国は、万一、バイオテロに天然痘が使われた場合に備えて、ワクチン製造のために必要だからと説明しています。

「貧者の核兵器」とも呼ばれる細菌兵器。万が一にもテロリストがアメリカかロシアの施設に潜り込んで、天然痘株を入手した場合、世界を再び悪夢が襲うことになるでしょう。人類の大半が、もはや天然痘に対する免疫を有していないのですから。

第7章

結核とコレラ

――産業革命期の感染症

「白いペスト」結核が再び蔓延した理由

十八世紀半ばのイギリスで始まった産業革命（機械による大量生産）は、人類の歴史を劇的に変化させました。それまでの農業に代わって、都市部の工場が多くの雇用を生み出すようになり、農村から都市への大規模な人口移動が始まりました。

その結果、都市部への人口集中にもかかわらず、上下水道などのインフラ整備が間に合わないために、労働者の生活環境は劣悪なものとなりました。石炭をエネルギー源とする工場の煤煙による大気汚染、工場排水や生活排水の垂れ流しによる水質汚染が深刻化し、さらには過酷な労働環境が人々の抵抗力を奪い、新たな感染症が蔓延します。産業革命期を代表する感染症が、結核とコレラです。

俳人・歌人の正岡子規（本名・常規、一八六七〜一九〇二年）が

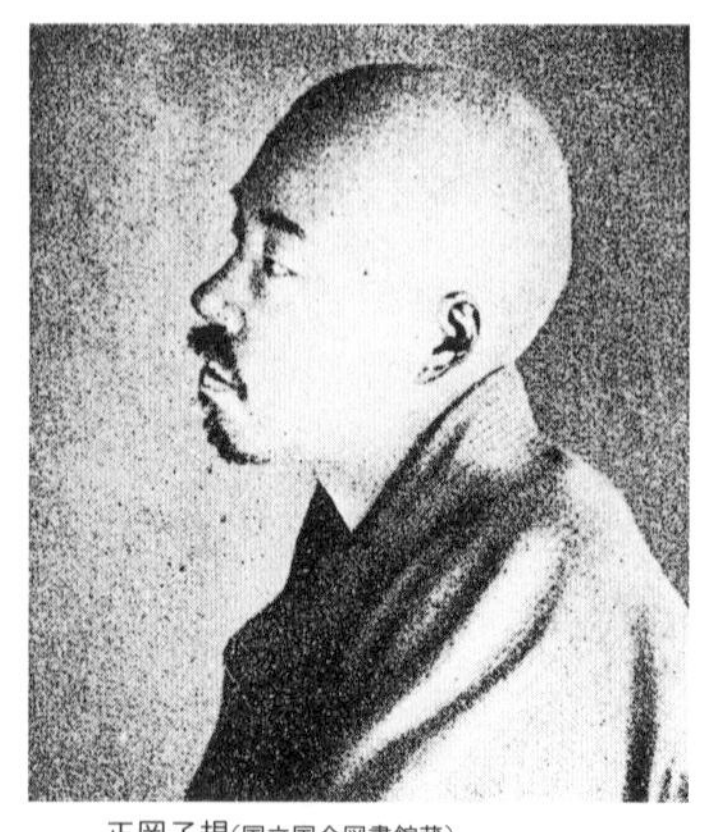

正岡子規（国立国会図書館蔵）

初めて喀血したのは、大学予備門（現・東京大学教養学部）に在学中の明治二十一（一八八八）年、鎌倉旅行のときでした。その翌年の水戸旅行後にも大量喀血し、肺結核と診断されました。彼がホトトギスの漢字名「子規」を雅号としたのは、このころからです。ホトトギスは口のなかが赤く、中国には「血を吐くまで鳴く」という言い伝えがあったからです。

卯の花の 散るまで鳴くか 子規

卯年生まれの自分が、死ぬまで血を吐き続けるだろう、と予感した俳句です。

帝国大学（現・東京大学）在学中には小康状態を保ちましたが、明治二十八（一八九五）年、日清戦争の取材のために従軍記者として大陸へ渡った際に再発し、帰途の船中で大喀血します。故郷の愛媛県松山市に戻って静養したものの、結核菌が骨髄を侵す脊椎カリエスを発症して歩行困難となり、激痛をモルヒネで和らげながら俳句を詠み、病床で弟子たちの指導にあたりました。

病床六尺、これが我世界である。しかもこの六尺の病床が余には広過ぎるのである。

僅かに手を延ばして畳に触れる事はあるが、蒲団の外へまで足を延ばして体をくつろぐ事も出来ない。甚だしい時は極端の苦痛に苦しめられて五分も一寸も体の動けない事がある。苦痛、煩悶、号泣、麻痺剤、僅かに一条の活路を死路の内に求めて少しの安楽を貪る果敢なさ。

（正岡子規『病牀六尺』岩波文庫）

何度か手術を受けても病が好転することはなく、その後、三年間の寝たきり生活ののち、子規は三十四歳の短い生涯を閉じました。

糸瓜咲て　痰のつまりし　仏かな

（高浜虚子選『子規句集』岩波文庫）

痰をとるといわれる民間療法のヘチマ水。それも間に合わず、痰が詰まって仏になる、という意味です。子規が死の直前に詠んだ俳句です。

プロの女性作家の草分けとして珠玉の短編を残した樋口一葉（本名・奈津、一八七二〜一八九六年）。亡父の負債を背負った貧困のなかで、二十四歳にしてこの天才の命を奪ったのも結核でした。

歌人の石川啄木（本名・一、一八八六〜一九一二年）も、母・姉・本人・妻・娘の一家ほぼ全員が結核を患い、二十六歳で生涯を終えています。『檸檬』で知られる小説家、梶井基次郎（一九〇一〜一九三二年）も三十一歳で、『風立ちぬ』を代表作とする堀辰雄（一九〇四〜一九五三年）も四十八歳で、結核によって命を落としています。

こうした才能たちが結核を克服し、より長い人生を送ったならば、どれほど円熟した作品を残していただろうかと思う半面、つねに自らの死と向き合っていたからこそ、その余りある芸術的な感性を発揮できたのかもしれません。いずれにせよ結核は、近代日本文学にとてつもなく大きな影響を及ぼしています。

結核菌は、ハンセン病の原因であるライ菌と近縁で、患者の咳やくしゃみによって飛沫・空気感染し、肺に定着します。感染から発病までに一〜二年を要し、高齢、栄養不良、他の疾患による体力低下、過労などによって発病します。感染と発病との因果関係がはっきりせず、啄木の例のように家族間での感染が多かったために遺伝病と疑われ、患者の家族がいわれなき差別を受けること

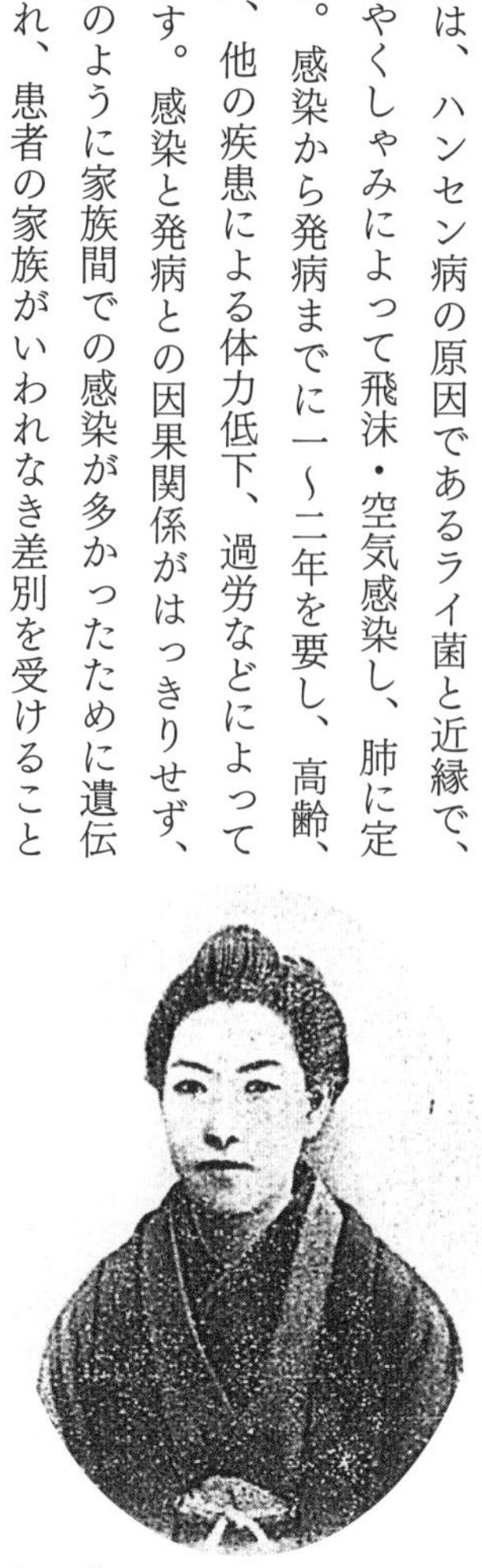
樋口一葉（国立国会図書館蔵）

もありました。この点もまた、ハンセン病と似ています。

結核にかかった患者は痩せ衰えて顔色が青白くなるので、黒死病（ペスト）に対して「白いペスト」とも呼ばれました。

初めはただの風邪のような症状ですが、微熱や咳や痰が二週間以上続き、放置すると血痰や喀血を引き起こし、肺の組織が破壊されて呼吸困難になり、死に至ります。

重症化すると結核菌は肺以外にも浸透し、髄膜（脳を包んでいる膜）を冒して頭痛や嘔吐を引き起こして、脳に後遺症が残る結核性髄膜炎、脊椎を冒して運動障害になる脊椎カリエスなどに移行します（公益財団法人・結核予防会ＨＰより）。子規を激痛で苦しめたのが、この脊椎カリエスでした。

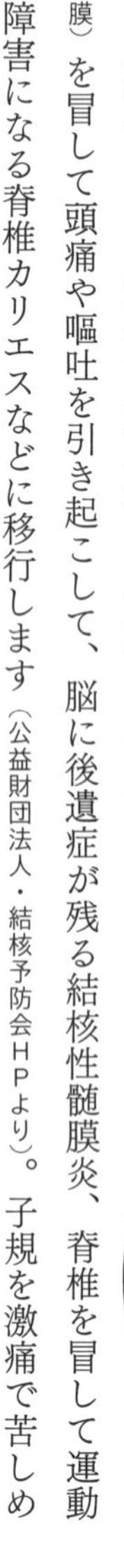

紀元前三〇〇〇年の中国・長江流域の広富林（こうふりん）遺跡（上海市）で見つかった女性の人骨や、紀元前一〇〇〇年ごろのエジプトの遺跡のミイラに脊椎カリエスの痕が確認できることから、結核菌が古くから存在したのは明らかです。日本でも弥生時代後期の青谷上寺地（あおやかみじち）遺跡（鳥取市）で発見された人骨に脊椎カリエスの痕が確認できますが、縄文時代の人骨にはそれが見られません。

このことから長江流域の弥生人の渡来によって、結核菌も日本列島に上陸してきたのではない

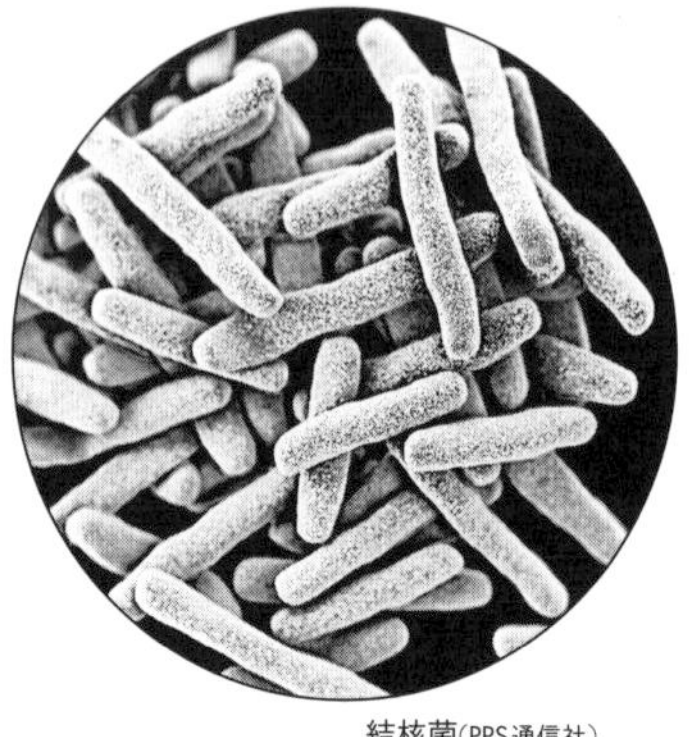

結核菌（PPS通信社）

かと考えられます。

清少納言は『枕草子』の病気を列挙した段で、「病は、胸。物の怪（祟り）。脚の気（脚気）」と記し、結核を病気の筆頭にとりあげています。

十四世紀以降のヨーロッパでも結核が流行し、集団免疫を獲得した結果、近縁のハンセン病に対しても抵抗力が生まれ、ハンセン病が激減した、という説もあります（第4章参照）。

結核が猛威を振るうのは産業革命以降で、これは明らかに大気汚染の影響があると思われます。結核菌は紫外線に弱いため、日光に当たると急速に死滅します。逆に日当たり・換気が悪いと感染する確率が高まります。日本でも明治期の劣悪な労働環境のなかで「国民病」ともいわれ、死因のトップ3に入っていました。

一九二一年にフランスのパスツール研究所のアルベール・カルメットとカミーユ・ゲランがBCGワクチン（ウシ型結核菌の毒性を弱めたもの）を、さらに一九四四年にアメリカのセルマン・ワクスマン博士たちが特効薬ストレプトマイシンを開発するまで、結核は〝不治の病〟でした。患者は日当たりと風通しのよい療養所（サナトリウム）に隔離収容され、ひたすら静養するしかありませんでした。サナトリウムを舞台にした文学として、二十世紀ドイツ文学の巨匠トマス・マンの『魔の山』、日本では先に紹介した堀辰雄の『風立ちぬ』があります。

ペストの悪夢を思い起こさせたコレラの流行

ペスト、天然痘、麻疹がいずれも飛沫・空気感染で広がるのに対して、コレラは汚染された飲食物によって消化器官に達する「経口(けいこう)感染」を特徴とします。

大半のコレラ菌は胃液で死滅しますが、この関門をクリアして小腸下部で爆発的に増殖すると、激しい下痢、低体温、嘔吐を引き起こします。患者の排泄物や吐瀉(としゃ)物に含まれるコレラ菌が手に触れ、飲食物などに混入して、感染拡大を引き起こすのです。

コレラ菌の毒素は、腸管からのナトリウム吸収を阻害するため、全身の体液がナトリウム不足となり、バランスを保とうとして、急激な脱水症状や低カリウム血症が起こります。軽症であれば軟便や下痢で済みますが、重症化すると水のような下痢がとめどなく続き、わずか数時間で患者は痩せ衰え、チアノーゼ(血液中の酸素濃度が減って皮膚が青紫色に見えること)や血圧低下が現れ、痙攣や昏睡を引き起こして死が訪れます。死亡率が高かったため、日本では「コロリ」と呼ばれて恐れられましたが、現在では死亡する例は稀です。

もともとコレラは、東インドのベンガル地方(現在のバングラデシュ)一帯の風土病でした。ヒンドゥー教やイスラム教の巡礼者によってインド各地に運ばれ、エピデミックを繰り返していましたが、インド以外で知られることはほとんどありませんでした。

コレラが十九世紀に世界規模のパンデミックを起こしたのは、イギリスによるインド植民地支配の結果でした。イギリス産業革命とは綿工業の機械化であり、その原料となる綿花はインドが原産でした。イギリス東インド会社は当初、インドの職工が織った綿布（キャラコ）を大量に輸入し、貿易赤字が累積していました。イギリスが産業革命に成功すると、逆にイギリスの機械製綿布をインドに売り込むようになったのです。この結果、インドの綿織物工業は壊滅的な打撃を受け、インド全体の経済が衰退し、イギリスの原料供給地、および最大の市場として植民地化されていきました。

イギリスは、インドのベンガル地方の中心都市であるカルカッタ（現・コルカタ）に総督府を置いていました。この結果、ベンガルの風土病であるコレラが、イギリス人をも襲うようになったのです。

一八一七年、英領ベンガルで発生したコレラが、イギリス商船によって各地に運ばれます。当時、建設途中だったシンガ

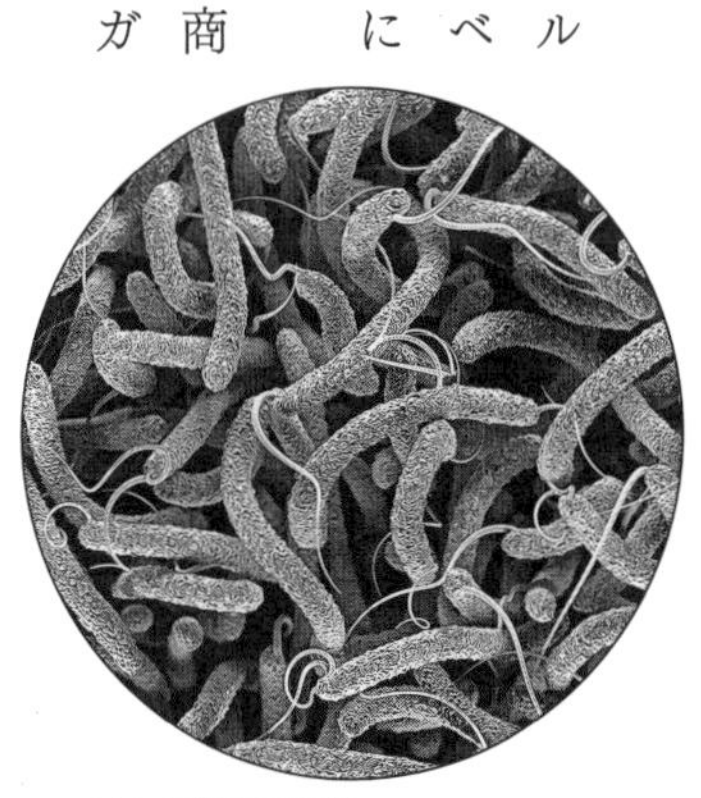

コレラ菌（PPS通信社）

ポールを侵し、中国（清朝）唯一の貿易港だった広東港に上陸して、感染拡大を引き起こしました。日本は鎖国中でしたが、清国とは長崎で貿易を続けていました。文政五（一八二二）年、その長崎に入港した清国船が日本にコレラをもたらし、西日本で猛威を振るいました（朝鮮・対馬経由で下関にもたらされた、という研究もあります）。このときは箱根を越えず、東日本の中心地である江戸までは到達していません。

一八三一年、おそらくベンガルからの巡礼者が持ち込んだのであろうコレラが聖地メッカで蔓延し、メッカに参集するイスラム教の巡礼者から世界に向けて拡大します。この時代、汽船（蒸気船）がメッカ巡礼に使われるようになり、旅客量が激増したことが背景にはありました。このとき以降、ほぼ一年おきにイスラム世界をコレラが襲うようになります。

コレラ禍に襲われるオスマン帝国（トルコ）に対し、独立戦争（ギリシア独立戦争、一八二一〜一八三二年）を続けていたのがギリシアでした。このギリシアに援軍を送ったロシア帝国をコレラが襲います。さらには、バルト海交易を通じてドイツや北欧諸国にも拡大しました。このときベルリンを襲ったコレラは、ベルリン大学で教えていたドイツ観念論の哲学者ゲオルグ・ヘーゲル（一七七〇〜一八三一年）の命を奪っています。

一八三一年、ヨーロッパで猛威を振るっていたコレラがイギリスにも上陸し、イギリス全体で約五万人を死亡させました。一八三〇年代には、英領アイルランドからの移民がコレラをアメリカにもたらします。西部開拓とともにコレラも拡大し、天然痘やインフルエンザとともに、先住民の人口を激減させたのです。

コレラ患者の激烈な症状は、ペストの悪夢を思い起こさせました。その原因究明を進めるなかで、医学界に大論争が巻き起こります。

感染の原因は細菌なのか、汚染された空気なのか

古代ギリシアの医学者ヒポクラテス以来、病気の原因を「汚染された空気＝瘴気(しょうき)（miasma(ミアスマ)）」に求める仮説がありました。死者が発する腐臭、患者の分泌物が発する悪臭こそが有害物質である、という考え方です。宮崎駿監督によるアニメ『風の谷のナウシカ』に出てくる「腐海」は、この「瘴気に侵された森」という設定です。

これに対して、有害な微生物（細菌）こそが病気の原因である、とする説が十九世紀に現れました。天然痘やペストの場合、患者と接触した人に次々と感染が起こったので、細菌説による

説明が可能でした。しかしコレラの場合、患者と直接の接触がない人たちにも爆発的に広まったので、再び瘴気説が優勢になりつつありました。

一八五四年八月末に、ロンドンのソーホー地区で発生したコレラは、最初の三日間で一二七人、九月十日までに五〇〇人、わずか一カ月間に六一六人もの命を奪いました。のちに「疫学の父」といわれる医師ジョン・スノウ（一八一三～一八五八年）は瘴気説を疑い、感染経路の徹底調査を行なって、死者の発生場所を地図上に点でマークしていきました。

その結果、スノウはロンドン市内のブロードストリート（現・ブロードウィックストリート）の一つの共同ポンプ井戸がコレラの感染源であることを特定したのです。九月七日、スノウは市当局にポンプの取っ手の撤去を求め、翌日にそれは取り払われました。その結果、コレラの発症者は急速に減少し、九月末には終息に至ったのです。

その後に行なわれた現地調査の結果、その共同ポンプ井戸の一メートル以内に、糞尿を溜める「肥溜め」があり、汚水が地中に漏れ出していたことがわかりました。

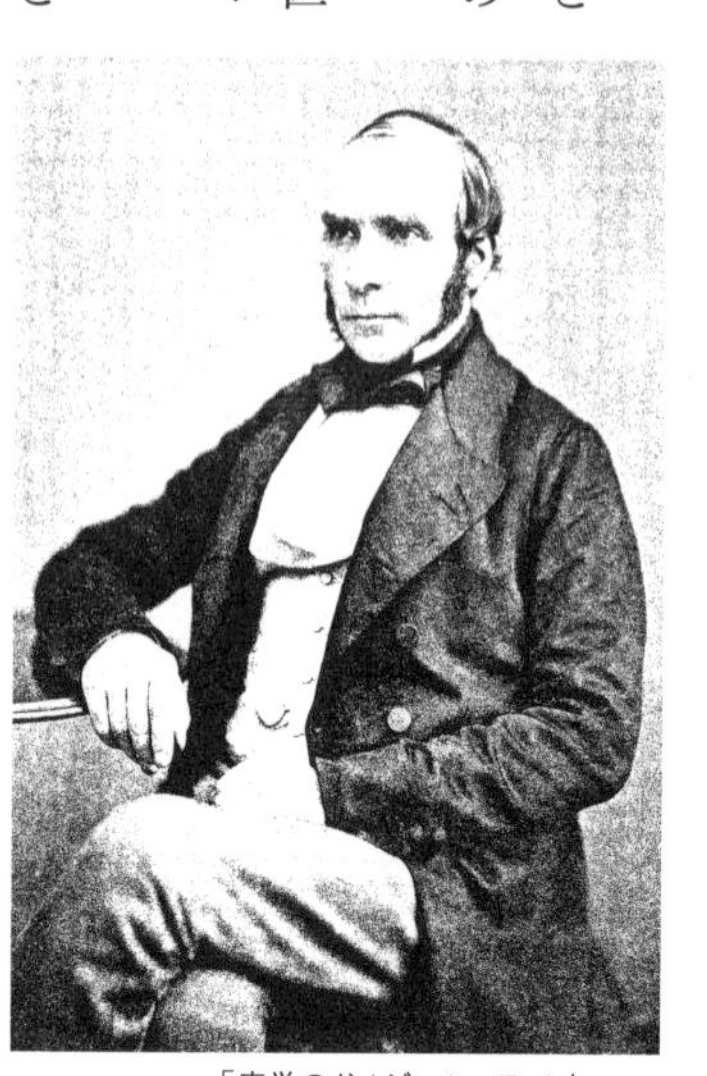

「疫学の父」ジョン・スノウ

スノウは炭鉱労働者の子として生まれ、汚染された川の川岸で育ちました。劣悪な環境がいかに人の健康を害するかということを、身をもって体験していたのです。その後、苦学して外科医師となります。

彼はクロロホルムを使った麻酔による外科手術を初めて実用化した医師の一人で、やがてもっとも熟練した医師となりました。その評判を聞いたヴィクトリア女王は、八人目の子供（レオポルド王子）を出産する際、スノウに麻酔を依頼し、無痛分娩することができました。

スノウの尽力もあり、コレラ撲滅のために行なうべき対策が上水道と下水道の完全な分離であることは、もはや明らかでした。ロンドンでこの大事業に着手したのが、エドウィン・チャドウィック（一八〇〇〜一八九〇年）です。

チャドウィックはもともと弁護士でしたが、十九世紀のイギリスを代表する哲学者であり経済学者のジェレミー・ベンサム（一七四八〜一八三二年）の助手となり、その莫大な遺産を相続しました。一八三八年のチフス流行時には、イギ

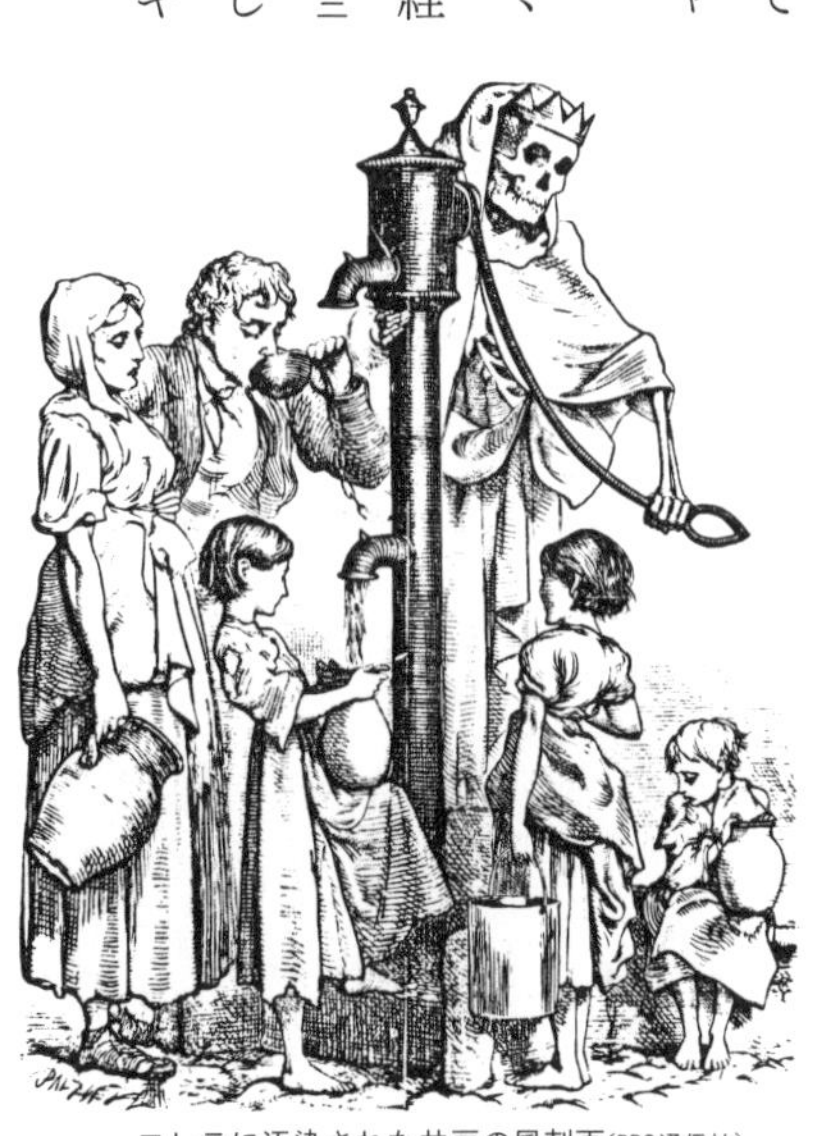

コレラに汚染された井戸の風刺画(PPS通信社)

リス政府から貧困地区の生活実態調査を依頼され、感染症の原因は貧困にある、とするサニタリー・レポート（「英国労働人口の衛生状態に関する報告」）を一八四二年に発表します。そこで彼は、すべての家庭に上下水道システムを導入する必要性を訴えました。

　上下水道がなかった時代のヨーロッパの都市では、糞尿は各家庭の「肥溜め」に蓄えられ、業者が回収して川に捨てていました。その川の水で洗濯をしたり入浴をしたりしていたわけですから、それが感染症、特にコレラの温床になるのは必然でした。

　ちなみに同時代の江戸では、郊外の農家が糞尿を肥料とするため有料で回収していました。人口一〇〇万人を超える江戸の街が驚くほど清潔であったのは、このシステムが機能していたからだといわれます。じつは、チャドウィックも糞尿を肥料として農村で利用することを構想していたようですが、南米チリ産の安価な硝石（しょうせき）肥料が輸入されるようになったため、頓挫（とんざ）しています。

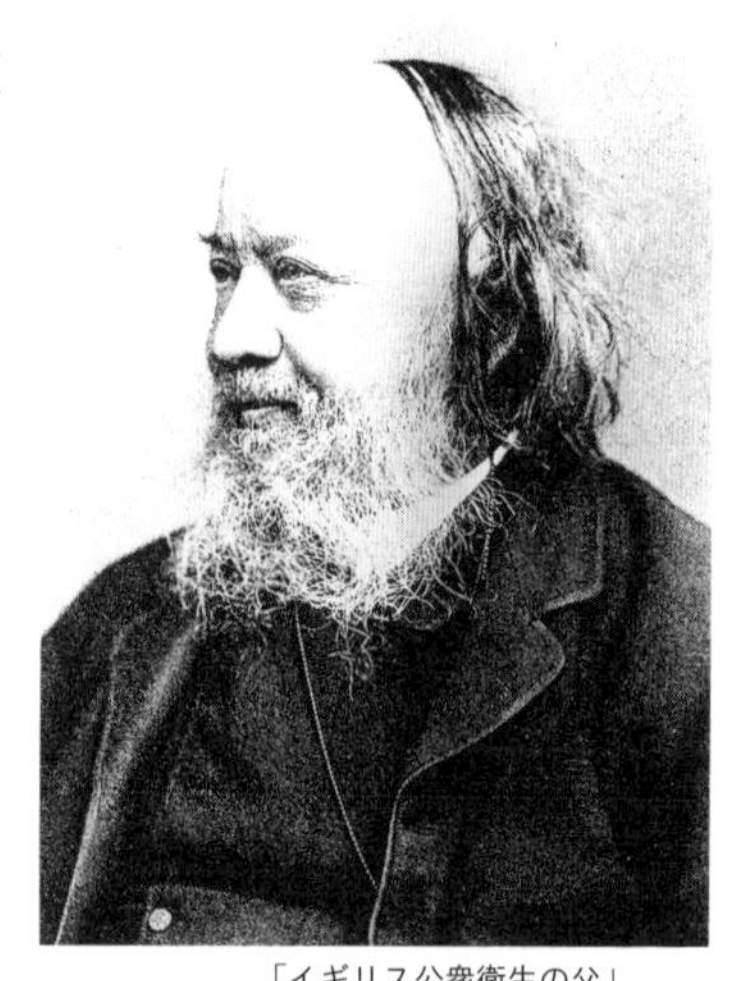
「イギリス公衆衛生の父」
エドウィン・チャドウィック

　チャドウィックの働きかけもあり、イギリス議会は一八四七年に水道事業条項法、翌一八四八年に公衆衛生法を可決しました。この結果、ロンドンではいくつもの水道会社がテムズ川の上流から取水し、濾過(ろか)された水をロンドンの各家庭に供給したあと、下水を下水道を通じてテムズ川の市街地より下流に放出するシステムが完成したのです。

「医師の手洗い」を一笑に付した医学界

ジョン・スノウがコレラの原因は汚染された井戸水である、と突き止めたものの、コレラの原因となる物質あるいは微生物を特定することはできませんでした。顕微鏡が発明されるまで、病原菌のvirus（ラテン語でウイルス、ドイツ語でヴィールス、英語でヴァイラス）の存在を目視することはできなかったからです。

手についた「何か」が感染症の原因だと気づいたのは、ハンガリー人の医師であるセンメルヴェイス・イグナーツ（一八一八〜一八六五年）でした。ハンガリー人は姓＋名と表記しますので、センメルヴェイスが姓となります。

当時、ハンガリーはハプスブルク家が治めるオーストリア帝国の一部であり、センメルヴェイスは帝都ウィーンのウィーン総合病院で産科の医師をしていました。この病院の産科は第一産科・第二産科に分かれていましたが、第一産科では大きな問題が起こっていました。妊婦の産褥熱（出産後の合併症）による死亡率が一〇％にも達していたのです。一方で第二産科の死亡率はその三分の一であり、風の噂を聞きつけた妊婦たちは第二産科に殺到しました。

当時、富裕層は自宅に助産師を呼んで出産していました。貧困層のあいだでは、生活苦から嬰児殺しが横行し、政府はこれを防止するために産科の受診料を無料とする一方、産科を若い医師の研修センターとして使わせていました。

ウィーン総合病院では、第一産科は若い男性研修医が、第二産科では専門の助産師が出産を補助していました。そして研修医は午前中、死体の解剖実験に参加していたのです。当時は石鹸で手を洗うという習慣がなく、解剖を終えた研修医の手は悪臭を放っていました。「死体に触れた研修医の手が有害物質（死体粒子）で汚染され、その手で妊婦を触ったことにより産褥熱を引き起こす」とセンメルヴェイスは考えました。

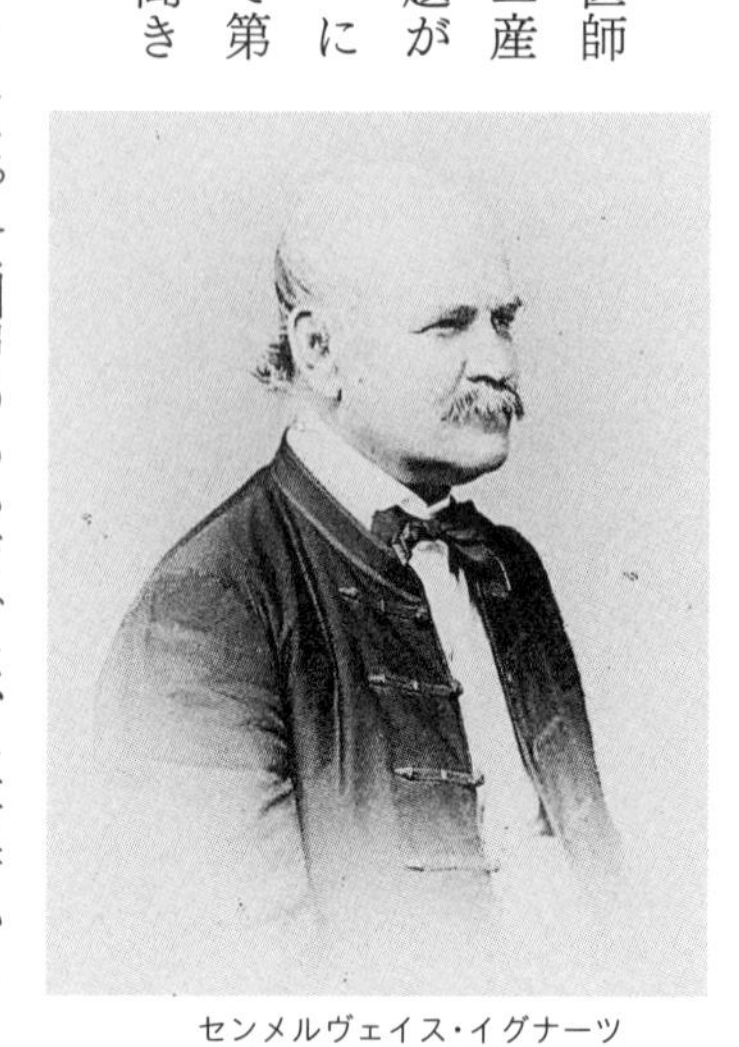
センメルヴェイス・イグナーツ

一八四七年、産褥熱で亡くなった妊婦の検視解剖中、同僚の医師が誤ってメスで自分の指を傷つけ、その後、産褥熱と同じ症状を引き起こして急死します。センメルヴェイスは自らの考えの正しさを確信し、すべての研修医に助産に立ち会う前の手洗いを徹底させます。漂白剤として使われる次亜塩素酸カルシウム（さらし粉）による手の消毒――塩素消毒法を徹底したのです。病原菌という概念のなかった当時、解剖室から出てきた医師の手についた死体の「臭い」を脱臭作用のある塩素水で洗い落とせば、「何か」も消えると彼は考えました。

この結果、わずか一年のあいだにセンメルヴェイスは第一産科における死亡率を一％未満に抑えることに成功します。その功績から、やがて彼は「院内感染防止の父」「母親たちの救世主」と呼ばれるようになります。

ところが、「産褥熱の原因は体液のアンバランスが原因である」という古典学説にしがみつく医学界の権威たちは、センメルヴェイスの「死体粒子」仮説を冷笑し、黙殺しました。このため手洗いの慣行は他の病院へは広がらず、多くの妊婦が産褥熱で死んでいったのです。

おりしも一八四八年、ヨーロッパ各地でウィーン体制の崩壊を招いた「一八四八年革命」が起こり、独立運動への関与を疑われたセンメルヴェイスはウィーンを追われ、ハンガリーのブダペストへ移ります。その後、鬱病を発症し、アルコール依存症になったセンメルヴェイスは、各国医学界の指導者に「人殺し」と非難する手紙を送ったため危険人物と見なされ、親族に騙されて精神科病院に入れられてしまいます。

当時の精神科の〝治療〟は、電気ショックや冷水を浴びせるなど拷問と変わらないものでした。脱出を図ったセンメルヴェイスは数人の介護士から暴行を受け、そのときの怪我がもとで敗血症にかかってしまい、一八六五年に四十七歳でその生涯を閉じました。

科学史において、通説を否定する新事実を専門家が無視する傾向を「センメルヴェイス反射」と呼びます。センメルヴェイスが「死体粒子」と呼んだ有害物質の正体を、ルイ・パスツールが突き止め、狂犬病ワクチンの初接種を行なったのは、その死後から二十年が経った一八八五年のことでした。

外科の立場から消毒の必要性に気づいたのは、イギリスの外科医ジョゼフ・リスター（一八二七〜一九一二年）でした。口腔消毒薬のブランドであり、現在はジョンソン&ジョンソンが販売する「リステリン」は、彼の名からとられています（リスター自身は開発には携わっていません）。

スコットランドのグラスゴー大学で臨床外科医を務めていたリスターは、患者の傷口を化膿させる「何か」を、それまで汚水の消臭剤として用いられていたフェノールで除去できることに気づきました。フェノールとは、木炭や石炭を蒸留してできる有機化合物で弱酸性を示し、

「石炭酸」とも呼ばれます。木炭から抽出したフェノールには整腸作用があり、日本では胃腸薬「正露丸」の成分になっています。

研究を重ねたすえ、一八六六年にリスターはフェノールを染み込ませた包帯を患部に巻き、化膿を防ぐことに成功します。そうした考えにリスターが到達できたのは、同僚からパスツールの研究を紹介されたという背景がありました。その後、リスターがパスツールに手紙を送ったことをきっかけに、希代の研究者二人は深い友情を育んでいきました。

「院内感染予防の父」「母親たちの救世主」であったセンメルヴェイスの死後、リスターは評伝でその存在を知ることになります。リスターはセンメルヴェイスをおおいに尊敬し、消毒法の創始者はセンメルヴェイスである、といい続けました。

一九〇二年、国王エドワード七世（ヴィクトリア女王の長男）が戴冠式の直前に虫垂炎を患い、その手術を受ける際にリスターを指名して話題になりました（当時は、虫垂炎の手術でさえ成功率が低い時代でした）。無事に回復し、政務に復帰したエドワード七世は同年、ロシアの脅威に対抗して日英同盟を結ぶことになります。

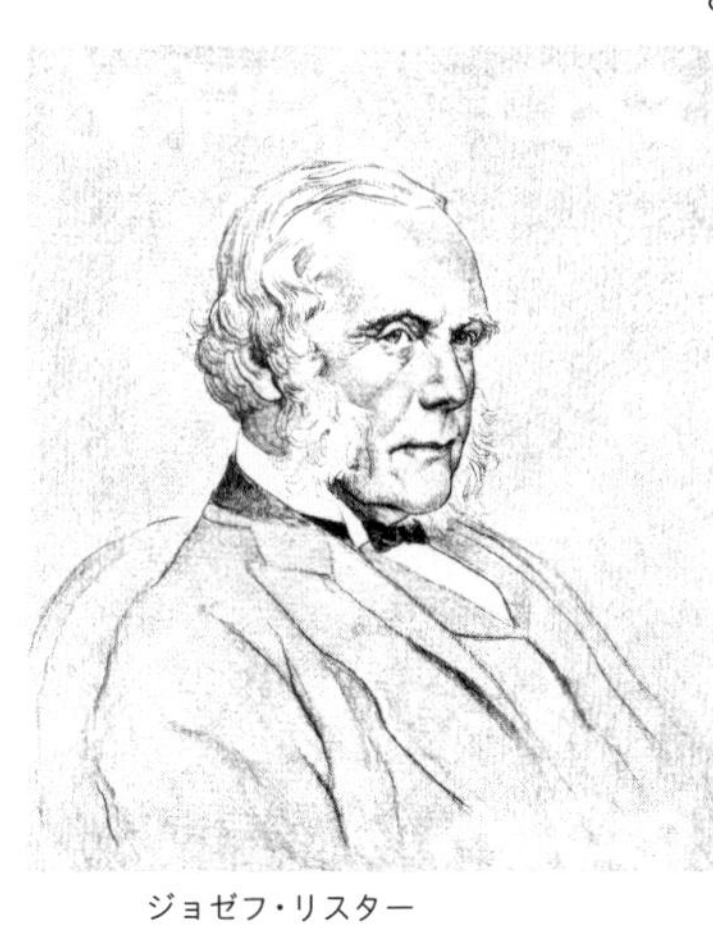

ジョゼフ・リスター

顕微鏡の実用化が細菌学を爆発的に進歩させた

顕微鏡は、ルネサンス期にオランダのハンス・ヤンセン（一五八〇?～一六三八?年）によって発明され、十七世紀末にはオランダ人で「微生物学の父」といわれるレーウェンフック（一六三二～一七二三年）が、赤血球や精子、プランクトンなどのスケッチを残しています。彼は約五十年にわたって独学で研究を続け、倍率二六六倍にも達する単式顕微鏡（レンズが一枚の顕微鏡）を組み立てました。しかし一般の顕微鏡は精度が悪く、貴族のおもちゃと見なされていました。

顕微鏡を実用化したのは、十九世紀のドイツのレンズ職人カール・ツァイス（一八一六～一八八八年）です。ツァイスは働きながら、イェーナ大学の聴講生として、生物学者マティアス・ヤーコプ・シュライデンの講義を受講し、シュライデンが唱えた「生物は細胞からできている」という「植物の細胞説」に興味をもち、顕微鏡の改良に勤しみました。

一八四六年に工房を開き、一八五七年に複数のレンズをもつ複式顕微鏡を開発し、量産化にも成功します。彼の設立した工房は現在も、著名な光学機器メーカー、カール・ツァイス社として、その名を残しています。

カール・ツァイス社の共同経営者で物理学者のエルンスト・アッベは、ツァイスの遺言で相続人に指名されると、同社の所有権を手放して公共財団化し、同社が獲得した特許をすべて公開（パブリック・ドメイン）しました。このため、競合他社が次々に新製品を開発し、医学と生物学の発達に計り知れない貢献をしたのです。

その顕微鏡を駆使して多くの発見を成し遂げたのが、先にも触れたフランスの細菌学者ルイ・パスツールです。彼の当初のキャリアは化学者でしたが、ワイン業者からワインの腐敗の原因究明を依頼されたことをきっかけに、微生物学の研究にのめり込んでいきました。

当時の常識は、「微生物は自然発生する」というものでした。しかしパスツールは、肉汁を加熱して外気の出入りを遮断すると微生物が発生せず、腐敗が起こらないことを実験で確かめました。腐敗は微生物の増殖で起こり、微生物は微生物の侵入によってのみ発生する、よって自然発生説は誤りである、と結論づけたのです。

食品の風味を損なわずに加熱する方法として、六〇度程度で数十分加熱すればよいことをパスツールは実験で

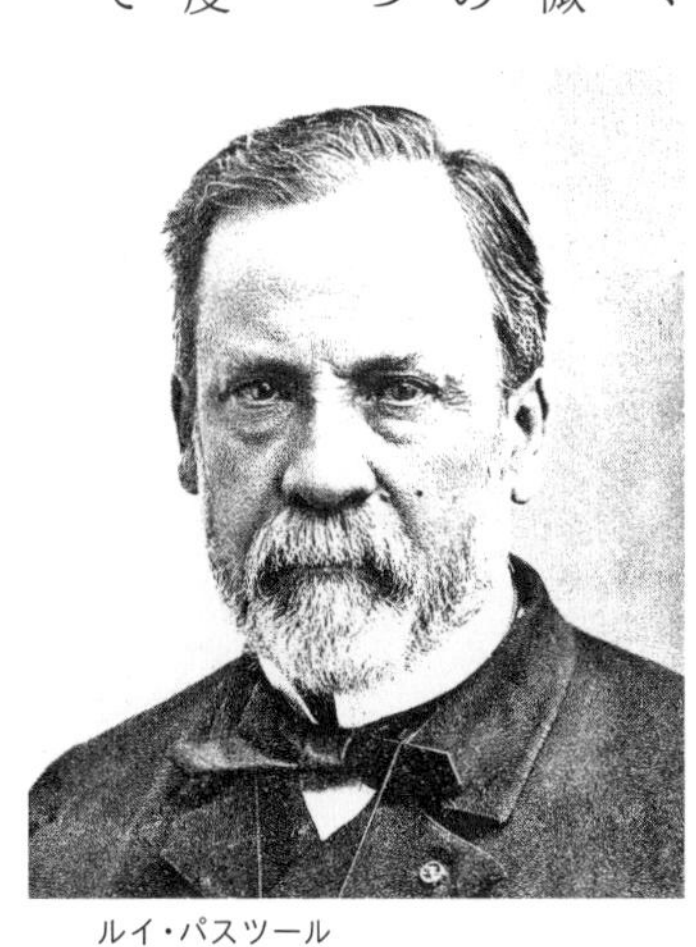
ルイ・パスツール

確かめました。この低温殺菌法は、酒や牛乳などを腐敗から守る方法として現在でも使われていて、パスツールの名をとって「パスチャライゼーション（pasteurization）」と呼ばれています。

ほかにもパスツールの発見として、アルコールやパンを発酵させるのが酵母の働きであること、チーズやヨーグルトをつくり出すのが乳酸菌であること、などがあります。一八八五年に狂犬病ワクチンの開発にも成功し（狂犬病の病原体はウイルスであり、当時は未発見でしたが、ワクチン開発により多くの人の命を救いました）、あらゆる感染症の原因は微生物ではないかという仮説を立てました。先に述べた「瘴気説（しょうきせつ）」を否定したのです。

パスツール研究所（一八八七年、数々の研究成果に対する世界中からの寄付により開設）は現在でも、フランス微生物学会の中心的存在として活動を続けています。

パスツールのよきライバルが、ドイツのロベルト・コッホ（一八四三〜一九一〇年）でした。ちょうどビスマルクによるドイツ統一が進んだ時代、開業医として実績を挙げていたコッホは、フランスとの戦争（普仏戦争、一八七〇〜一八七一年）に軍医として従軍し、戦後はドイツ帝国の衛生局医官に抜擢され、研究チームを率いるようになりました。細菌の研究にはシャーレと寒天培地、染色液を使いますが、これらの方法はコッホが考案したもので、炭疽菌（たんそきん）（一八七六年）、結核菌（一八八二年）、コレラ菌（一八八三年）の発見に相次いで成功しました。それ以降、感染症の原因は、寄生虫を除けばすべて細菌によるものだと考えられるようになりました。

コッホはまた、結核菌に対する抗体の有無を確かめる試薬として、ツベルクリンを開発しました。これは結核菌のタンパク質を抽出したもので、皮下注射して赤く腫れれば抗体あり、腫れなければ抗体なしと判断しますが、ワクチンとしての効果はありません。先述のとおり、結核のワクチンであるＢＣＧを開発したのは、パスツール研究所のアルベール・カルメットとカミーユ・ゲランで、ＢＣＧという名称は「カルメット・ゲラン桿菌（かんきん）」という二人の名をとって名づけられたものです。

「千円札の顔」北里柴三郎の功績とは？

そのコッホ研究所に一八八六年、若い日本人が入門しました。北里柴三郎です。北里は熊本の庄屋の子として生まれて医師を志し、熊本医学校（現・熊本大学医学部）でオランダ人医師マンスフェルトに師事、東京医学校（現・東京大学医学部）を経て内務省衛生局に入局し、局長の長与専斎（ながよせんさい）に才能を見出されました。

ベルリンに派遣されてからは、一八九二年までの六年間、コッホ研究所で破傷風菌の純粋培養に成功して抗体を発見し、破傷風の抗血清を開発します。

なお、本名は「きたざと」ですが、Kitazatoと書くとドイツ語では「キタツァト」になってしまいます。そこで「キタザト」をドイツ風にKitasatoと表記するようになり、これが英語読みされて「キタサト」とも呼ばれるようになりました。

北里は帰国直後の明治二十五（一八九二）年、福澤諭吉の支援を受けて東京に「伝染病研究所」と結核専門病院「土筆（つくし）ケ岡（おか）養生園」を設立し、結核患者の救護にあたりました。

日清戦争直前の明治二十七（一八九四）年には、イギリス領香港でペストが発生します。北里はペストの正体を突き止めるべく香港へ渡り、危険を顧みずに患者の血液を顕微鏡で観察し、ついにペスト菌を発見しました。

このとき、フランスのパスツール研究所の研究員アレクサンドル・イェルサンも香港入りし

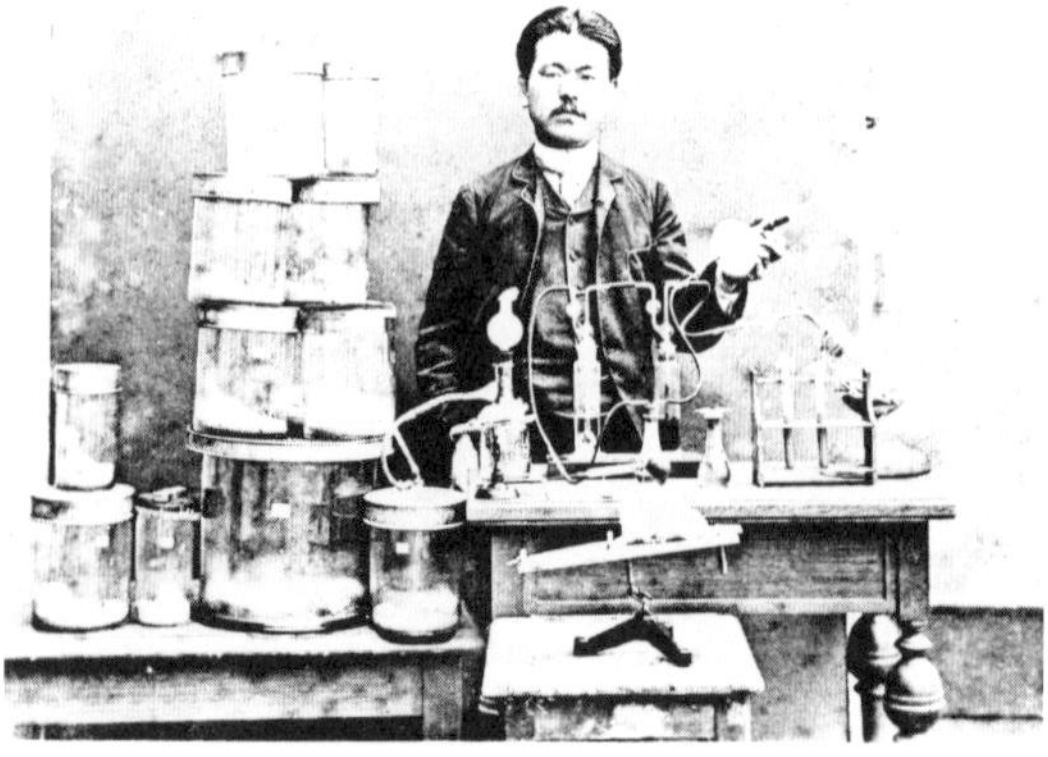

破傷風菌の研究をする北里柴三郎（北里研究所北里柴三郎記念室蔵）

ており、一週間遅れでペスト菌を発見しています。コッホの弟子の北里と、パスツールの弟子のイェルサンが、ほぼ同時にペストの正体を突き止めたのです。

日露戦争後の明治四十一（一九〇八）年には、恩師コッホが世界一周の旅の途中で日本に二カ月間滞在し、北里と旧交を温めました。

二〇一九年、日本の財務省は新紙幣のデザインを発表しました。従来の千円札の肖像は、黄熱の研究者である野口英世ですが、二〇二四年からは北里柴三郎に変更されます。

北里については、東京大学医学部との確執から私費を投じて北里研究所（北里大学）を創設するなど話題が多いのですが、本書のテーマからは外れてしまうので割愛します。また、ハンセン病患者の救済事業にあたったハンナ・リデル（第4章参照）を物心両面で支援し、研究員を派遣したのが北里であったことも、記憶にとどめておくべきでしょう。

世界が賞賛した明治日本の防疫政策

嘉永六（一八五三）年、アメリカのマシュー・ペリー率いる黒船四隻が江戸湾（東京湾）に入港しました。日本に開国を促す国書を手渡すためです。翌年、再びペリーが訪れ、日米の友好関係や遭難船員の保護などを取り決めた日米和親条約が締結されました。その四年後の安政五（一八五八）年、ミシシッピ号が上海・長崎経由で伊豆の下田に来港しました。アメリカの初代駐日領事タウンゼント・ハリスによる通商交渉に向け、日本側に圧力を加えるためです。大老・井伊直弼は、開国に猛反対する孝明天皇の勅許なしで日米修好通商条約を締結します。

このとき、江戸が初めてコレラに襲われます。ミシシッピ号の乗員のなかに、コレラ感染者がいたのです。寄港地の長崎をはじめ各地で感染が広がり、一〇〇万都市だった江戸では一〇～三〇万人ともいわれる犠牲者を出し、浮世絵師の歌川広重の命を奪っています。

庶民のあいだでは、キツネやタヌキに化かされたように急死するため「狐狼狸」と書いたり、千里を駆ける虎のようにまたたく間に伝染することから「虎狼痢」と書いたり、「ころりと死ぬ」という意味から「箇労痢」と書いたりと、恐れられました。

大坂の蘭学医で種痘の普及でも大活躍した緒方洪庵は、オランダの医学書からコレラの治療法を抜粋・翻訳し、『虎狼痢治準』を出版しました。幕府の翻訳センター「蕃所調所」もオランダの医学書を抄訳した『疫毒預防説』を刊行し、手洗いや換気の重要性を力説しました。

開港とともに外国船の入港が増えると、コレラのエピデミックが繰り返されるようになりました。それによって外国人排斥運動（攘夷運動）に拍車がかかり、幕末の動乱へとつながっていきます。

明治十（一八七七）年、武士の特権の廃止に反対する鹿児島の不平士族が、政府を下野した西郷隆盛を首領として大反乱（西南戦争）を起こします。ちょうど長崎にはマカオから入港した外国船でコレラが発生していましたが、不平等条約による「治外法権」の壁に阻まれて立ち入り検疫ができず、九州全体へと広がっていきました。

反乱鎮圧のため、日本各地で徴兵された陸軍兵士らが九州に送り込まれた結果、彼らの多くもコレラに罹患して帰還しました。西南戦争の死者は官軍・反乱軍合わせて一万三〇〇〇人でしたが、コレラによる死者はそれよりもはるか

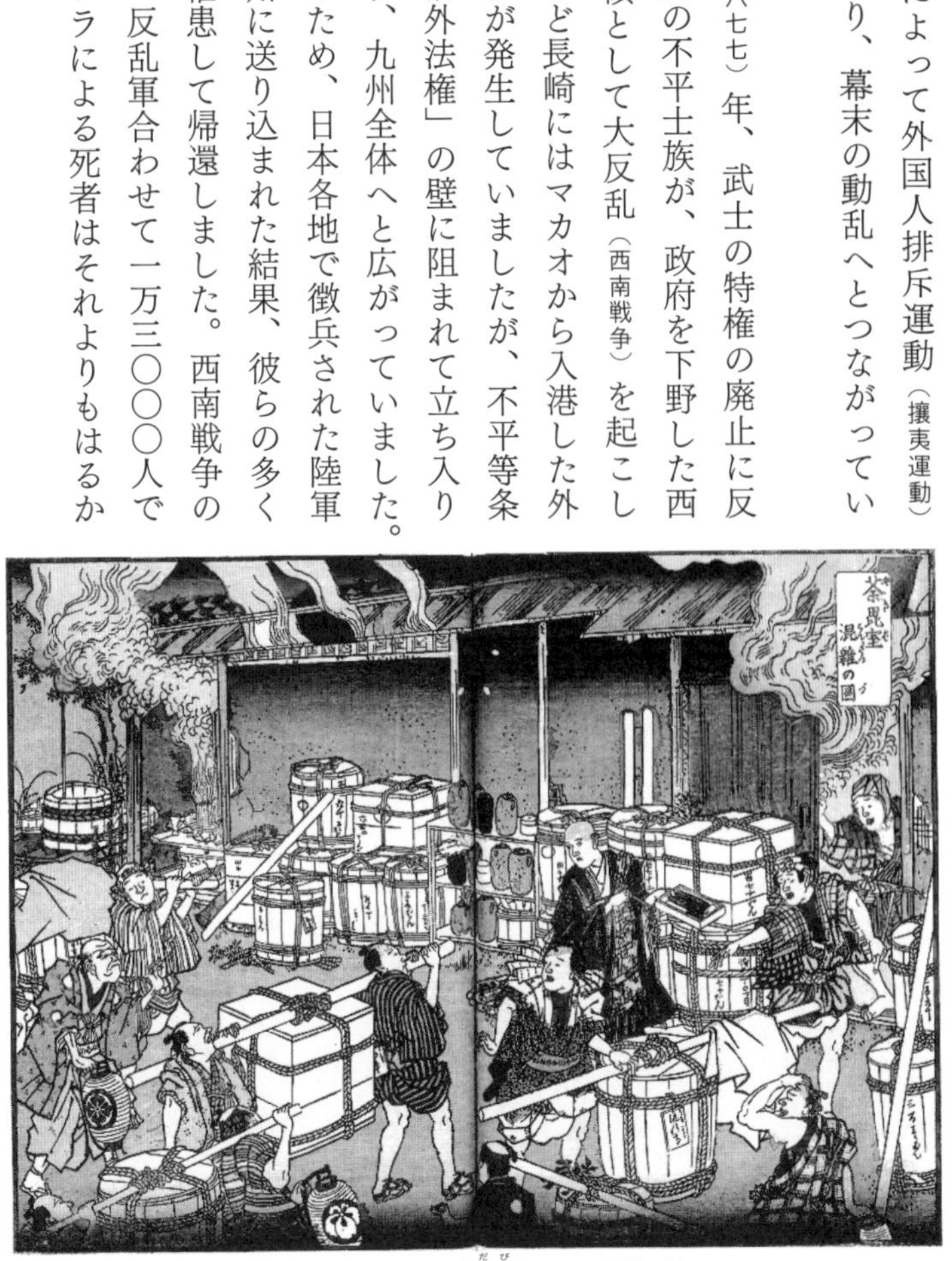

『安政箇労痢流行記』（国立公文書館所蔵）の口絵「茶毘(だび)室（やきば）混雑の図」

に多く、一〇万人を超え、患者の隔離や移送をめぐって地方の官憲が住民と衝突する「コレラ騒動」が各地で発生しました。公衆衛生はもはや、治安上の問題になりつつあったのです。

明治六（一八七三）年、国内の警察・地方行政などを任務とする内務省が発足します。初代内務卿（内務大臣）の大久保利通（としみち）は、それまで文部省（現・文部科学省）の管轄であった衛生行政を内務省へと移管し、内局として衛生局を設置しました。これが、現在の厚生労働省の起源です。

初代の衛生局長となったのは、長崎県出身の医師である長与専斎。緒方洪庵の適塾で福澤諭吉とともに学び、福澤の後任として適塾の塾頭を務めた人物です。維新後は大久保らとともに岩倉遣欧使節団に加わり、欧米の医療行政を視察。大久保の信任を得て、初代衛生局長と東京医学校（東大医学部の前身）の校長を兼任しました。

「健康のため清潔を保つこと」を意味する英語のハイジーン（hygiene）という単語に「衛生」という訳語をあてたのも長与専斎です。衛生局の仕事はたんに防疫だけにとどまらず、上下水道の整備、母子の健康管理、寄生虫予防、墓地の整備から温泉や海水浴場の整備にまで及びました（外山幹夫『医療福祉の祖　長与専斎』思文閣出版）。

江戸時代から日本人の清潔好きは訪日外国人に知られていましたが、今日の日本が国家レベルで世界最高水準の衛生環境を保っているのは、長与専斎と衛生局による長年の努力の賜物であったといえます。

その長与専斎に育てられ、衛生局長になった人材として、後藤新平と北里柴三郎がいます。後藤新平は、のち台湾総督府の民政局長としてマラリアを撲滅、東京市（当時）の市長として関東大震災後の復興を指導しました。北里柴三郎は先に述べたようにペスト菌の発見者で、北里研究所や慶應義塾大学医学部の創設者です。

明治十九（一八八六）年、衛生局はコレラ予防の通達を発し、便所や下水の石炭酸（フェノール）による消毒を呼びかける一方、患者が出た家に対しては往来を最低限度にとどめ、患者が回復あるいは死亡したあとに消毒を行ない、そののち十日を過ぎるまで登校や出勤を禁じました。

日清戦争（一八九四～一八九五年）では戦地となった朝鮮と遼東（りょうとう）半島でコレラやチフスが蔓延し、帰還兵が日本に持ち帰ってしまう問題が起こりました。大陸派遣軍の大本営が置かれていた広島市内でもコレラが発生し、参謀総長の有栖川宮熾仁親王（ありすがわのみやたるひと）（一八三五～一八九五年）は腸チフスに罹患し、一時は軽快したものの亡くなっています。陸軍は広島市内の徹底的な消毒を行なう一方、

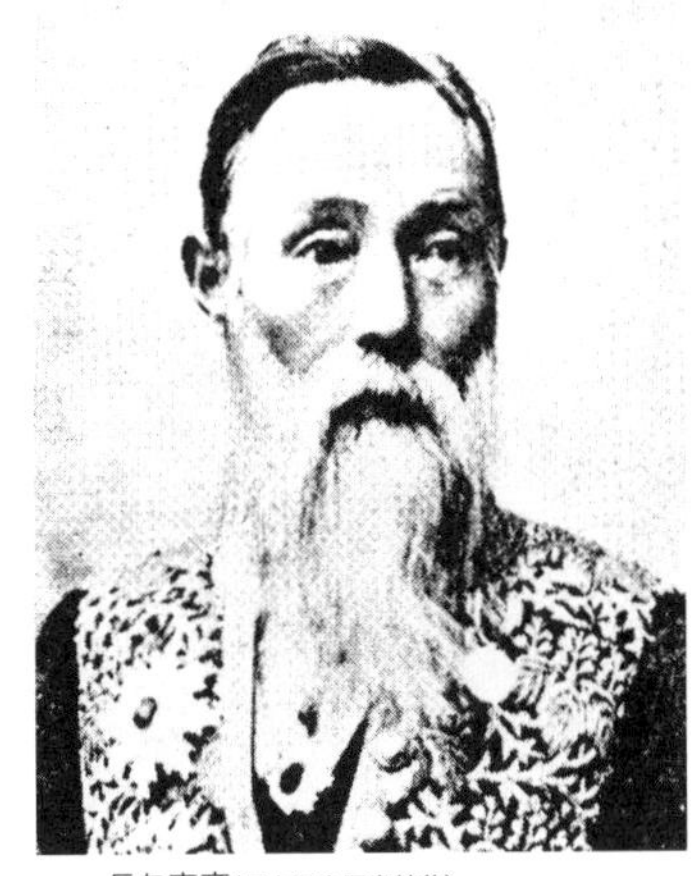
長与専斎（国立国会図書館蔵）

広島湾に浮かぶ似島に大規模な検疫所を開設しました。

明治天皇に検疫所の設置を進言したのが、陸軍軍医総監の石黒忠悳（一八四五〜一九四一年）でした。彼も蘭学者の出身で、西南戦争で大阪陸軍臨時病院長として傷病兵の治療を経験し、その間アメリカに派遣され、アメリカの南北戦争期に整備された戦時病院について研究しました。大阪陸軍臨時病院で働いていた若き日の後藤新平の才能を見出し、衛生局の長与専斎に推薦したのも石黒でした。

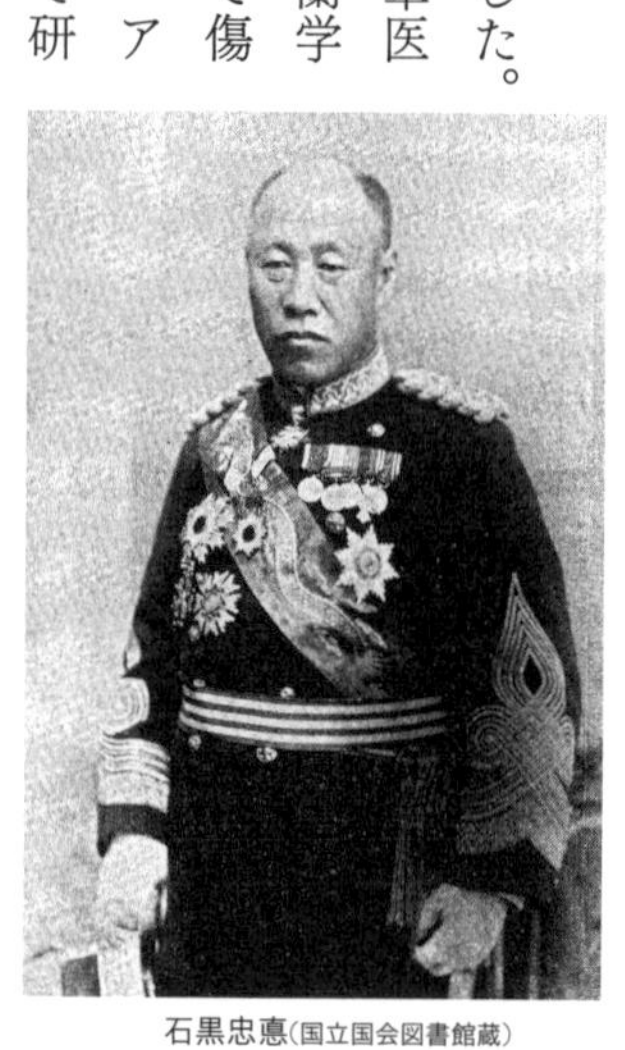
石黒忠悳(国立国会図書館蔵)

石黒の要請で似島検疫所の検疫部長に就任した後藤新平は、じつに四十三日間ものあいだ、休むことなく陣頭指揮をとり続けました。船舶は沖停めされ、検疫官が乗り込み、所持品の蒸気消毒または焼却を行ない、後者の場合には弁償しました。このとき、蒸気消毒の装置を担当したのが北里柴三郎だったのです。

患者は隔離し、死者はその場で火葬にし、患者が一人でもいれば同乗者は五日間隔離し、そうでなければ上陸させて入浴させ、経過を観察しました。似島には帰還兵や捕虜を収容する二カ所の検疫所のほか、軍馬のための検疫所も設けられました。

下関と大阪にも検疫所が設置されて、合わせて二三万人の検疫と三〇六隻の船の検疫を二カ月で完了することで、日本へのコレラ・チフスの感染拡大の抑止に成功したのです。この規模の検疫は当時の列強も経験したことのない大規模なもので、ドイツ皇帝ヴィルヘルム二世はこれを讃えています。

日清戦争の経験は、日本の衛生行政を飛躍的に効率化しました。明治三十（一八九七）年には伝染病予防法が制定され、衛生局内に防疫課が設けられ、コレラ、ペストなどの急性伝染病は防疫課が担当するようになりました。日露戦争（一九〇四～一九〇五年）ではこれらの防疫システムが機能して、日本軍の戦病死者は戦死者の四分の一にとどまりました。これは、ほぼ同時期に南アフリカで行なわれたボーア戦争（一八九九～一九〇二年）で、イギリス軍の戦病死者が戦死者の五倍に達したことに比べても驚異的な数値です。マクニールは著書のなかで、それをこう賞賛しています。

組織的な予防接種と厳重な衛生管理がいかなる成果を挙げ得るかが、日本人によって示された。

（『疫病と世界史（下）』）

防疫は国家の安全保障にかかわる問題であり、国防と同義であることを、明治の先達はよく理解していたのでしょう。新型コロナウイルスをめぐっての日本政府の迷走を思い起こすにつけ、先人の知恵に学ぶ大切さをあらためて痛感します。

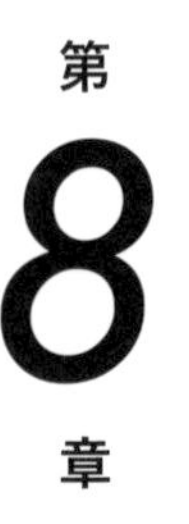

見えない病原体

——インフルエンザとコロナ

顕微鏡では見えない謎の微小病原体

十九世紀後半の西洋医学は、顕微鏡という新兵器を使い、病原体との長い戦いにおいて人類を最終的な勝利に導いたかのように思えました。とくに一八七〇年代からの四十年間にわたる細菌学の進歩は目覚ましいものでした。人類を苦しめてきた主要な病原体の多くが、光学顕微鏡で目視できる細菌（バクテリア）であり、その多くがこの時期に発見されているのです。

ところが、天然痘や狂犬病、小児麻痺（ポリオ）、黄熱の病原体はいくら探しても発見できなかったのです。ジェンナーの種痘法が確立されて久しい天然痘ですが、「天然痘菌」そのものを見た者は誰もいませんでした。さらには、もっと身近なインフルエンザや風邪の原因となる菌も見つからない――研究者たちは「何かがおかしい」と感じはじめていました。

黄熱（イエロー・フィーバー）は、アフリカと中南米の熱帯地方で猛威を振るった風土病で、マラリアと同様、蚊が媒介して感染します。発病すると、発熱・頭痛と嘔吐、関節痛を引き起こし、胆汁の色素が皮膚や粘膜、眼球を黄色くする黄疸（おうだん）の症状が出るため、この名がつきました。

発見年	病原菌	発見者
1873年	らい菌（ハンセン病）	アルマウェル・ハンセン（ノルウェー）
1876年	炭疽菌	ロベルト・コッホ（独）
1880年	マラリア原虫	シャルル・ルイ・A・ラヴラン（仏）
1880年	チフス菌	カール・エーベルト（独）
1882年	結核菌	ロベルト・コッホ（独）
1883年	コレラ菌	ロベルト・コッホ（独）
1884年	ジフテリア菌	フリードリヒ・レフレル（独） エドウィン・クレープス（独）
1884年	破傷風菌	アルトゥール・ニコライエル（独）
1885年	大腸菌	テオドール・エシェリヒ（独）
1894年	ペスト菌	北里　柴三郎（日） アレクサンドル・イェルサン（仏）
1895年	ボツリヌス菌	エミール・ヴァン・エルメンゲン（ベルギー）
1897年	ブルセラ属菌（ブルセラ症）	デヴィッド・ブルース（英）
1898年	赤痢菌	志賀　潔（日）
1905年	梅毒トリポネーマ	フリッツ・シャウディン（独）
1906年	百日咳菌	ジュール・ボルデ（仏）
1909年	リケッチア（発疹チフス）	シャルル・ジュール・A・ニコル（仏）

西欧列強がアフリカの植民地化を進めた時代、その前に立ちはだかる最大の障壁は、先住民の抵抗運動ではなく、マラリアと黄熱でした。この黄熱病の研究に生涯を捧げたのが野口英世です。

明治九（一八七六）年、福島県の猪苗代湖畔の貧しい農家に生まれた野口英世は、乳児期に囲炉裏に落ちて大火傷を負い、左手の指が癒着する障害を抱えました。小学生のとき、アメリカ留学経験がある医師の渡部鼎の執刀で手術を受けた結果、どうにか指が動かせるようになり、医師になることを志します。

野口は二十一歳で医師免許をとりますが、「左手を見られたくない」という理由で臨床医になることをあきらめ、大学での基礎研究の道を選びます。北里柴三郎の伝染病研究所に勤務中、来日したアメリカ人細菌学者サイモン・フレクスナー（一八六三〜一九四六年）の通訳をこなします。その伝手で渡米し、フレクスナーがニューヨークに設立したロックフェラー医学研究所の研究員として採用され、蛇毒を研究しました。

野口は女性関係が派手で、「学費のため」と称して借金を重ね、それを遊廓で使い果たすハチャメチャな人生を送りました。その一方、研究生活もエネルギッシュで大量の実験をこなし、数百の論文を書きました。そのなかには、小児麻痺の病原体、狂犬病の病原体を発見した、などがありましたが、いずれも無関係な細菌を誤認したものでした。野口が三度のノーベル生理学・医学賞候補にノミネートされながらも受賞を逃した理由です。

第一次世界大戦が終結した一九一八年、その四年前にアメリカが中央アメリカに建設したパナマ運河の近くで黄熱が発生しました。ロックフェラー医学研究所は黄熱研究のため、野口を中米エクアドルに派遣します。そこで野口は「黄熱の病原体を発見した」と発表しますが、類似の症状を示すワイル病の病原体との混同が指摘され、苦境に陥ります。

そんなとき、今度は西アフリカのゴールドコースト（現・ガーナ）で黄熱が発生しました。野口は自説の正しさを補強すべくガーナに渡り、現地人から血液採取を行ないます。ガーナでの研究の結果、野口は自説を撤回し、黄熱の原因が細菌よりも微細な未知の病原体であるという確証を得ますが、それを突き止める前に野口自身が黄熱に倒れ、発症から十日で五十一歳の生涯を閉じました。黄熱のワクチンが開発されたのは、野口の死から十年が経った一九三七年で、開発者である南アフリカ共和国出身のマックス・タイラー（一八九九～一九七二年）は、その功績によって一九五一年にノーベル生理学・医学賞を受賞しています。

野口は生前、さまざまな言葉を遺しています。「学問は一種のギャンブルである」「名誉のためなら危ない橋でも渡る」という言葉は、彼の生きざまを象徴するものでしょう。

野口がどれだけ顕微鏡を覗き込んでも、黄熱の病原体が見つからなかったのは、それが通常の細菌よりもはるかに微細な「何か」であったからです。

人類が初めて「ウイルス」の存在を突き止めた

一八八四年、フランスのパスツール研究所の助手であったシャルル・シャンベラン（一八五一〜一九三一年）が、細菌を除去できる濾過装置を開発しました。これはセラミック（素焼きの磁器）製の試験管のようなかたちで、表面にある無数の微細な穴から水は浸透しますが、細菌は通り抜けできない仕組みです。この濾過器はアメリカでレストランおよび家庭用の飲料水濾過装置として特許を取得し、販売もされています。

十九世紀末、タバコは世界的に一大産業へと発展していましたが、タバコの葉に白い斑が入るタバコモザイク病が流行します。ロシアの微生物学者であるドミトリー・イワノフスキー（一八六四〜一九二〇年）は、このシャンベラン濾過器を使えば、タバコモザイク病の病源体を抽出できるはずだと考えました。発病したタバコの葉の成分を水に溶かして濾過器にかける。病原体が細菌であれば、濾過器のなかにとどまり、濾過された水は無菌状態のはずです。

ところが、濾過された水を健康な葉に塗ると、タバコモザイク病が発病します。タバコモザイク病の病原体は、磁器の表面の微細な穴よりも小さかったということです。イワノフスキーは当初、なぜそうなったのかを解明できませんでしたが、一八九二年、それが細菌よりも微小な、顕微鏡では観察できない存在によって引き起こされていると発表します。

同じ一八九二年、ウイルス学の創始者として知られるオランダ人微生物学者マルティネス・ベイエリンク（一八五一〜一九三一年）は、イワノフスキーと同様の研究を行ない、細菌よりもはるかに微細な「生命をもった感染性の液体」によって病気が引き起こされる、と提唱しました。人類によるウイルスの発見です。この「生命をもった感染性の液体」は、「毒液」を意味するラテン語の「ウイルス（virus）」と呼ばれるようになりました。英語では「ヴァイラス」、ドイツ語では「ヴィールス」と発音しますが、同じものです。

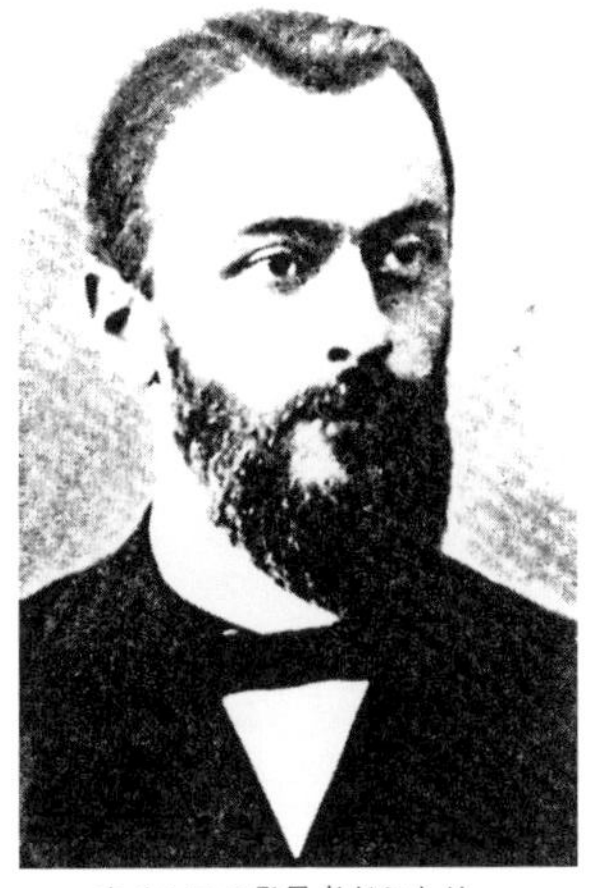
ウイルスの発見者ドミトリー・イワノフスキー（PPS通信社）

光学顕微鏡で見分けられる限界は、〇・一マイクロメートル（一万分の一ミリメートル）です。たとえば、大腸菌は二マイクロメートルの大きさですから、光学顕微鏡を使えば十分に目視できます。十九世紀後半の病原体発見ラッシュでは、このレベルの大きさの細菌を特定していったわけです。

細菌はアメーバと同じ単細胞生物で、細胞壁によって守られています。ペニシリンなどの抗生物質は、この細胞壁を破壊することによって細菌を死滅させます。ところが、ウイルスの大きさは約二〇〜三〇ナノメートル（一ナノメートル＝一〇〇〇分の一マイクロメートル）、細菌の大きさは一〜一五マイクロメートルです。セラミック製の濾過器を通り抜け、光学顕微鏡にも映りません。

また、ウイルスはそもそも細胞ではなく細胞壁もないため、抗生物質が効きません。ウイルスの外皮（カプシド）はタンパク質でできており、インフルエンザウイルスやコロナウイルスは、さらにその外側を脂質の外膜（エンベロープ）で包まれています。コロナウイル

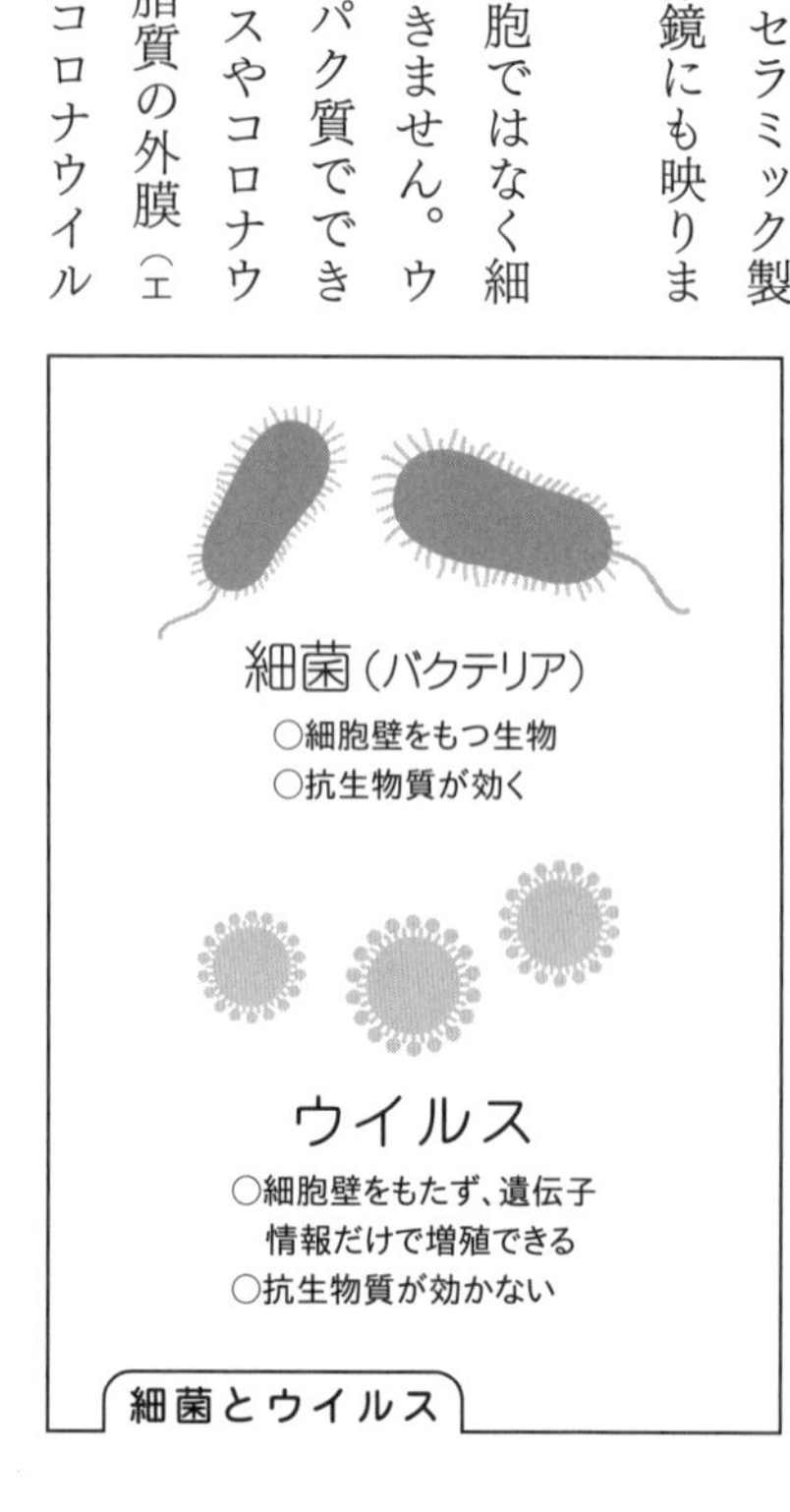

細菌とウイルス

スの場合、外膜の表面にトゲトゲ（スパイクタンパク質）がついています。ウイルスの外膜は、アルコールまたはアルカリ、次亜塩素酸ナトリウムの消毒薬によって破壊できるので、石鹸による手洗いやアルコール消毒は感染予防に効果があります。

ウイルスの種類によっては、後述するように、ワクチンの接種で免疫力を高めることもできます。また、インフルエンザ治療薬（ノイラミニダーゼ阻害薬）やエボラ治療薬（レムデシビル）も一定の効果が報告されています。これらと同時に、人体が本来もっている免疫機能に頑張ってもらうということです。

可視光線よりも波長の短い電子ビームを照射して物体を識別する電子顕微鏡は、一九三二年、ナチス台頭期のドイツで発明され、ウイルスの幾何学的な姿がおぼろげながらもわかってきました。しかし、ウイルスの構造が明らかになるのは、第二次世界大戦後の一九六〇年代以降のことです。

ウイルスの正体を突き止めようとしたアメリカの生化学者ウェンデル・スタンリー（一九〇四～一九七一年）は、一九三五年にタバコモザイクウイルスの分離と「結晶化」に成功します。化

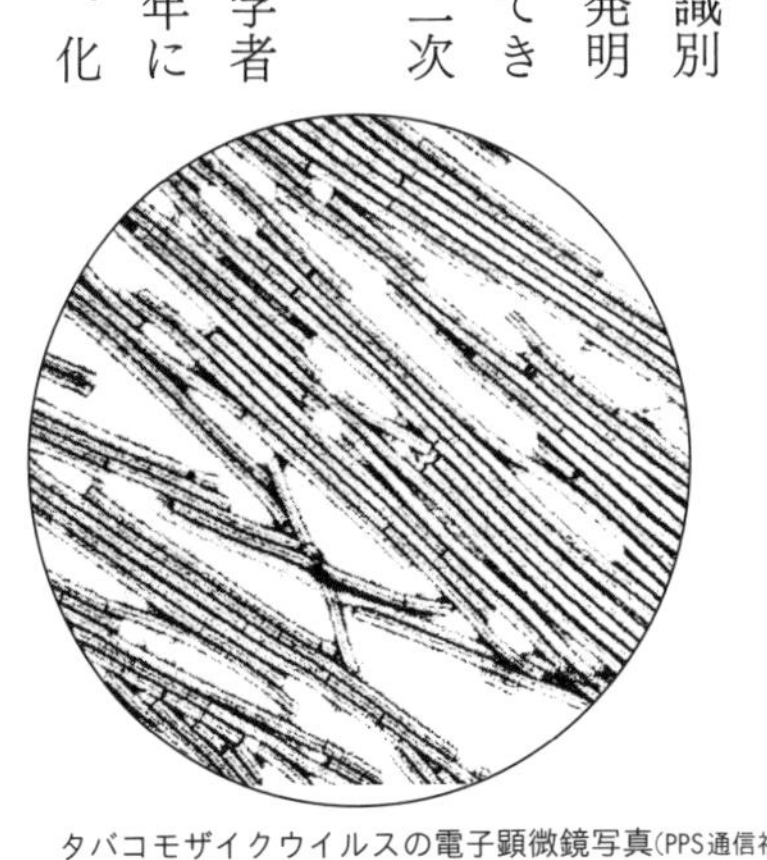
タバコモザイクウイルスの電子顕微鏡写真(PPS通信社)

学物質のように結晶化できるウイルスの存在は衝撃をもって受け止められました。ウイルスは、大腸菌のような単細胞生物のかたちをしておらず、タンパク質の「格納庫」に核酸（DNA〔デオキシリボ核酸〕／RNA〔リボ核酸〕）が収納されているものだったのです。

しかし、遺伝情報と増殖能力をもつものとは、いったい何なのか。生物なのか、それとも物質なのか。この点についても、研究者のあいだでは意見が分かれています。

DNAウイルスよりRNAウイルスが厄介な理由

生物が何らかの方法で遺伝情報を子孫に伝えていることは早くから知られていましたが、エンドウ豆の交配実験によって遺伝には一定の法則があることを導いたのが、オーストリアの司祭グレゴール・メンデル（一八二二〜一八八四年）でした（「植物雑種に関する研究」一八六五年）。これはのちに「メンデルの法則」と呼ばれるようになります。

この遺伝情報は、おそらくタンパク質のかたちで伝えられるのであろう、と考えた多くの学者に対し、「細胞の核のなかに含まれる繊維状の物質、ＤＮＡこそ遺伝物質そのものである」

と証明したのが、アルフレッド・ハーシー（一九〇八～一九九七年）とマーサ・チェイス（一九二七～二〇〇三年）による「ハーシーとチェイスの実験」（一九五二年）です。

さらにそのDNAの構造について、ジェームズ・ワトソン（一九二八～）とフランシス・クリック（一九一六～二〇〇四年）は「二重螺旋モデル」を提唱します（一九五三年）。

遺伝情報を伝えるDNAとRNAは、いわば「生命の設計図」です。DNAは細胞の核のなかに含まれ、「二重螺旋」あるいは「縄梯子」のかたちをしています。生命の基本情報ですから細胞核のなかで大事に保存され、「持ち出し禁止」になっています。

もう一つのRNAは「一本の縄」のような構造で、細胞核を自由に出入りでき、他の分子と容易に結合したり、離れたりします。「持ち出し禁止」のDNA情報をコピーして、細胞内の分子を結合させ、タンパク質合成などの「作業」を行なうのがRNAの役割だったのです。

細胞分裂の際には、細胞核のなかのDNAの二重螺旋がいったんほどけ、それぞれの情報をRNAがコピーして同一のDNAをもう一セットつくり、それぞれのDNAを保管する核を形成してから細胞の真ん中に切れ目が生じ、分裂します。皮膚を怪我しても数日経てば新しい皮膚でふさがるのは、細胞のコピーが繰り返されるからです。

このRNAのコピー機能を応用して、宿主のDNA複製要素（DNAポリメラーゼ）を使ってDN

Aの一部を複製し、研究に必要な量にまで増やす技術のことをPCR（ポリメラーゼ・チェーン・リアクション：ポリメラーゼ連鎖反応）法と呼びます。これが新型コロナウイルスの陽性検査で使われたPCR検査のことで、唾液や鼻水を拭って細胞を採取し、この方法を用いて増殖させることで、新型コロナウイルスの有無を調べています。

一九八三年にアメリカのバイオテクノロジー企業シータス社が開発し、その開発者キャリー・バンクス・マリス（一九四四〜二〇一九年）は一九九三年にノーベル化学賞を受賞しました。これ以後、遺伝子工学が爆発的に進歩していくのです。

ウイルスはタンパク質の外殻と、そのなかに格納された遺伝子情報（DNAまたはRNA）からなっています。細胞をもたず、生殖機能ももたないウイルスは、宿主となる生物の細胞表面にある受容体分子に吸着し、遺伝情報を細胞内に送り込みます。生物の増殖システムをちゃっかり借用し、自らのコピーを大量生産する道を選んだのです。

細胞内で増殖したウイルスは、やがて細胞を破壊して全身に広がります。人体はウイルスを排除するため、発熱したり、発疹を起こしたり、下痢をしたりして抵抗します。これが発症です。

生物の細胞内にはDNA／RNAの二種類の遺伝情報がありますが、ウイルスはどちらか一方しかもちません。DNAウイルスと、RNAウイルスとに分類されるのです（表参照）。

遺伝情報が安定しているDNAウイルスは、一度ワクチンを開発すれば何年も有効なので、制圧が容易です。かつてローマ帝国を衰退させ、アステカ文明を滅ぼした天然痘を、ジェンナーの種痘法という単純な方法で撲滅できたのは、天然痘がDNAウイルスだったからです。

一方、RNAウイルスは、DNAをコピーする際にエラーを起こすことがあるため、突然変異しやすい特徴があります。しかもウイルスの寿命は数日から数十日のため世代交代が速く、ワクチンの開発が追いつきません。撲滅するのは困難で、持久戦になります。インフルエンザのワクチンを打っても、毎年流行が繰り返されるのは、インフルエンザウイルスが変異を繰り返していることが原因です。新型コロナウイルスも、この厄介なRNAウイルスなのです。

DNAウイルス	RNAウイルス
天然痘	ライノウイルス（風邪症候群）
水痘・帯状疱疹	インフルエンザ　新型コロナ
D型肝炎	C型肝炎　狂犬病　日本脳炎　黄熱 麻疹　ムンプス（おたふく風邪）
天然痘ウイルス	HIV（エイズ）　エボラ出血熱

史上最悪のインフルエンザ「スペイン風邪」

風邪を引いたことのない人はいないと思います。くしゃみ・鼻水・喉の痛みに始まり、こじらせると頭痛・悪寒・発熱・咳、ときには腹痛や関節痛を引き起こします。

この風邪症候群の原因の三〜五割は、ライノウイルスによるものです。ライノとは「鼻」を意味するギリシア語で、上気道（鼻〜喉）で増殖するため、こう呼ばれます。ライノウイルスはRNAウイルスであり、一〇〇以上の型に分かれているため、ワクチンで制圧することは不可能です。市販の風邪薬とは、鼻水、頭痛、咳などの症状を緩和する薬剤を調合したもので、ウイルスそのものを消滅させるものではありません。

ライノウイルスの感染経路は、患者の鼻水や唾液からの接触感染、飛沫感染です。致死率も低いため、数日のあいだ安静にしていれば、免疫力で自然治癒します。パンデミックを引き起こすことはないのです。

インフルエンザもRNAウイルスですが、症状はライノウイルスとは違い、三八度を超える高熱が一週間ほど続きます。くしゃみなどによる接触感染や飛沫感染、飛沫が乾燥した状態のエアロゾル感染もあるため、感染力が爆発的に強いのが特徴です。低温と乾燥を好むため、冬季に大流行を繰り返してきました。ワクチンも開発されてはいますが、複数の型があるため、型が合わないと効果はありません。

インフルエンザ（influenza）とは、イタリア語で「影響」という意味です。ルネサンスの始まる十四世紀のフィレンツェで、天体の「影響」によってこの病気が流行すると信じられ、こう呼ばれました。英語でもそのまま使われますが、一般には省略して「flu（フルー）」といいます。

史上最悪のインフルエンザとされているのが、一九一八年から翌年にかけてパンデミックを引き起こしたスペイン風邪（スパニッシュ・フルー）です。二年間に約五億人が感染し、死者四〇〇〇万人とも一億人とも推定されています。ここまで広がった原因は、一九一四年から始まり、この年に終結した第一次世界大戦です。

最初の記録は一九一八年三月、アメリカ中西部カンザス州の米陸軍ファンストン基地で、一人の兵士が発熱を訴えたことでした。同基地では数日で五〇〇人が発熱し、大騒ぎになったといいます。

その前年の一九一七年、ウッドロー・ウィルソン米大統領は第一次世界大戦への参戦を決定し、大量の米兵が欧州戦線へ輸送されている最中でした。兵舎は「密」になっていて、ウイルスにとっては最高の環境でした。大西洋を渡る輸送船のなかで感染者は爆発的に増えましたが、兵士の士気にかかわるため、また敵国ドイツに感知されないため、情報は伏せられました。

アメリカからの援軍に喜んだフランス人も、招かれざる客が一緒にやってきたことを知りました。ベルギーの戦線では、敵のドイツ兵にも感染が広がりましたが、ドイツ帝国政府もこの情報を機密扱いとしました。情報不足に加えて、戦時下の食料不足による免疫力低下、戦地における劣悪な衛生状態、軍事キャンプにおける過密状態が、犠牲者を拡大していきました。

やがて中立国のスペインにも感染が広がり、

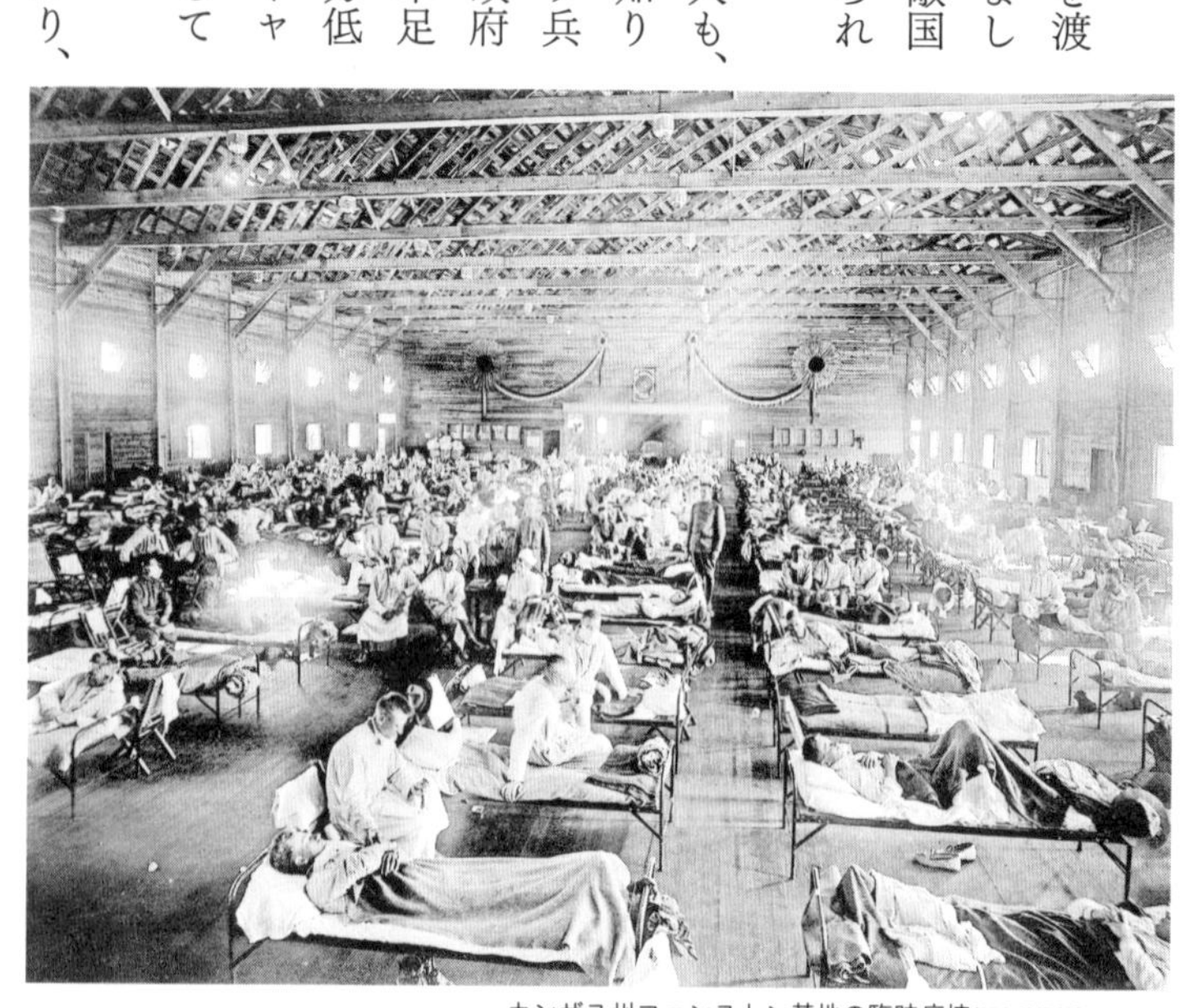

カンザス州ファンストン基地の臨時病棟(PPS通信社)

国王アルフォンソ十三世（一八八六〜一九四一年）が重体となり、閣僚も次々に倒れました。これが大々的に報道された結果、まるでスペイン発であるかのような「スペイン風邪」という呼び名がついたのです。ウイルスは変異を繰り返し、致死率が急上昇します。とくに三十歳以下の若年層で死者が多かったのは、彼らが兵士として動員されていたことが原因と考えられます。

第一次世界大戦の戦死者は一〇〇〇万人とも推定されますが、その数倍の数の人たちの命をスペイン風邪は奪いました。連合国による経済制裁で物資が極度に不足していたドイツでは、事態はより深刻でした。戦争継続を主張する皇帝ヴィルヘルム二世に対し、ドイツ海軍の水兵が抗命し、首都ベルリンでは反政府暴動が起こりました。皇帝はオランダへ亡命し、ドイツは敗北します。

まさに、世界史を変えたインフルエンザ、といえるでしょう。

スペイン風邪に始まるマスクの習慣

この戦争を日本は「欧州大戦」と呼び、日英同盟を理由に参戦したものの、国民は戦争の被害を受けることなく、むしろ軍需景気に沸きかえっていました。横浜や神戸に出入りする商船によって、スペイン風邪は日本にも上陸します。

時は大正デモクラシー。ロシア革命阻止のためのシベリア出兵に伴って米価が急騰し、米騒動といわれる争乱状態が起こります。東京の日比谷公園をはじめ、寺内正毅藩閥内閣を糾弾する大規模な市民集会が開催されました。そうした運動によって日本最初の本格的政党内閣である原敬内閣が発足するなど、日本の民主化にとって重要な契機となりましたが、同時にスペイン風邪を蔓延させるきっかけともなったのです。

明治天皇の娘婿である竹田宮恒久王、演出家の島村抱月、東京駅を設計した建築家の辰野金吾たちがこのスペイン風邪の犠牲になり、抱月の死後、女優の松井須磨子が後追い自殺する、という悲劇もありました。

満洲にいた出口ウメという女性は、日本人の商社マンであった夫をスペイン風邪で亡くしたあと、亡夫の友人だった茂木藤次郎によって生活を支えられ、やがて二人は再婚します。じつは、この二人が筆者の祖父母です。感染症によって多くの別れがあり、また多くの出会いがあった――。スペイン風邪がなければ、自らも生まれてくることはなかっただろうと思うと、不思議な感覚にとらわれます。

マスクをする習慣が広まったのも、このスペイン風邪からでした。内務省衛生局はカラーポスターを作成し、列車内でのマスク着用、帰宅後のうがいを呼びかけました。この結果、マスクの買い占めによる高騰が起こったため、衛生局は「マスクを自作せよ」という通達を出しています。百年前にも、二〇二〇年と同じ光景が見られたのです。

ＲＮＡ解析の結果、スペイン風邪を引き起こしたウイルスは「Ａ／Ｈ１Ｎ１型」とわかりました。スペイン風邪大流行のあと、長く姿を消していましたが、アメリカとメキシコで発生した「二〇〇九年新型インフルエンザ」として再発しています。豚インフルエンザが変異し、ヒトに感染するようになったようです。

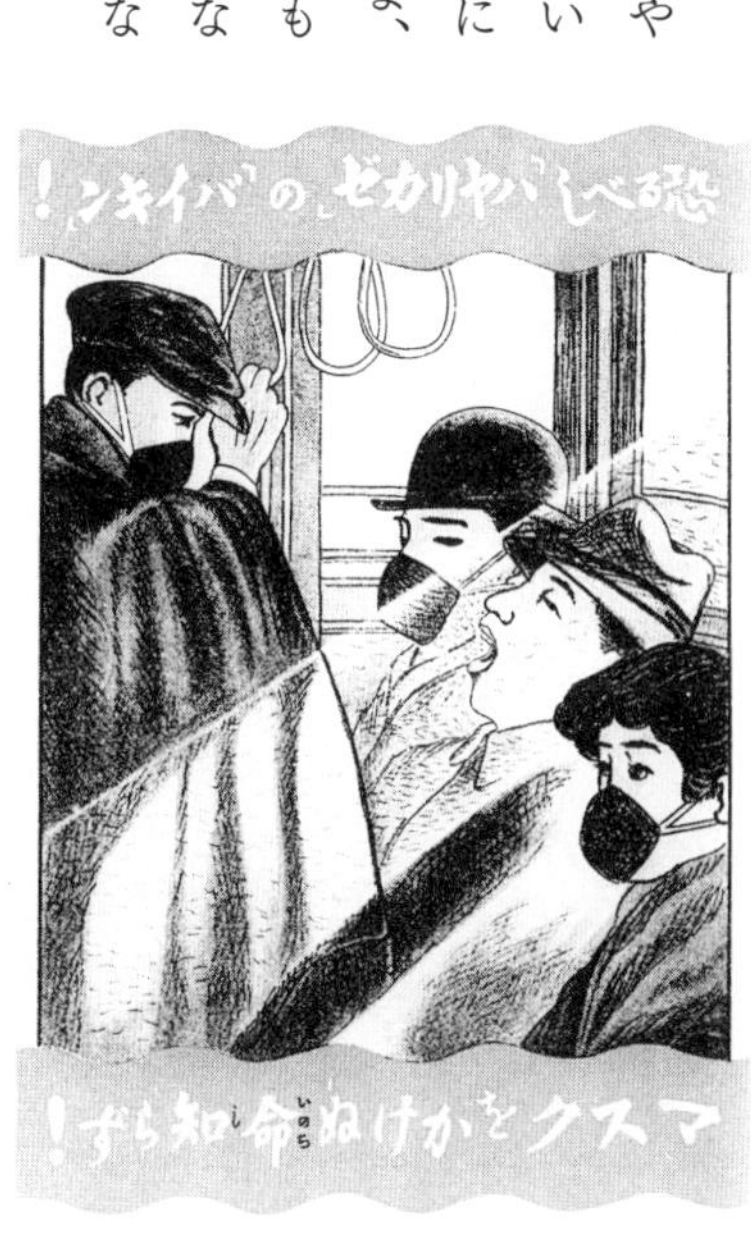

恐るべし「はやりかぜ」の「バイキン」!
マスクをかけぬ命知らず!
マスク着用とうがいを呼びかける内務省衛生局のポスター（国立国会図書館蔵）

インフルエンザウイルスは、シベリアやアラスカ、カナダなどの湖沼に生息していて、渡り鳥に感染します。このウイルスに病原性はないため、渡り鳥は元気なまま、秋になると温帯地方へ移動し、フンとともにそれを撒き散らします。これがアヒルなどの水生家禽（かきん）に感染し、さらにニワトリなどの陸生家禽やブタに感染していくなかで変異し、毒性を獲得するのです。
異なった動物のあいだで感染が起こるのは、アヒルやニワトリ、ブタを生きたまま販売するマーケットが、その舞台であると考えられています。中国南部から東南アジアにかけて、こうしたマーケットが多数存在します。また農家では、アヒルやニワトリ、ブタとともに人間が生活しています。その結果、ニワトリの大量死を引き起こすトリインフルエンザや、ブタの大量死を引き起こすブタインフルエンザが発生します。これがさらに変異して、ヒトインフルエンザになるのです。
ブタの気道の上皮細胞には、トリインフルエンザも、ヒトインフルエンザも受け入れてしまうレセプター（受容体）が存在します。この結果、ブタの細胞内で、トリインフルエンザのRNAと、ヒトインフルエンザのRNAとが混ざって変異し、トリからヒトへ感染する新型インフルエンザが出現するのです。一九一八年のスペイン風邪は、こうした経路で発生したと考えられています。[※7]
第一次世界大戦では、約一〇万人の中国人労働者がカナダ経由でフランス戦線に送られました。これに注目したカナダのウィルフリッド・ローリエ大学の歴史学者マーク・ハンフリーズは、一九一七年十一月に中国北部で流行した呼吸器疾患が、翌年のスペイン風邪と同じものであったという中華民国（当時）保健当局の記録を発見し、「スペイン風邪の起源は中国にあった」という仮説を提示しました。[※8]

当時から、アメリカのカリフォルニア州には多くの中国系住民が住んでいましたから、先のカンザス州の米軍基地での発生の謎についても、新しい視点が開けてくるかもしれません。この仮説が証明されるには、一九一七年に中国で流行した呼吸器疾患で亡くなった方の遺体から、「A／H1N1型」RNAが発見される必要があるでしょう。

突然変異により凶悪化したコロナウイルス

「コロナ」とは王冠を意味します。外殻の周囲を覆う突起物が、まるで王冠の飾りのように見

※7　喜田宏「インフルエンザ出現のメカニズムとワクチンの意義」「日経メディカル」（二〇一〇年四月十二日）https://medical.nikkeibp.co.jp/leaf/all/gdn/iryoc/201004/514822.html

※8　「謎のスペインかぜ起源　中国説に説得力がある理由」「ナショジオ・ニュース」（二〇二〇年四月十三日）https://style.nikkei.com/article/DGXMZO57398890Q0A330C2000000/

えることから、この名がつきました。もともとは風邪症候群を引き起こす一般的なウイルスの一つで、「２２９Ｅ、ＮＬ63、ＨＫＵ１、ＯＣ43」という四つの変異型をもっていました。

　このおとなしかったコロナウイルスが二〇二〇年以降、次々に突然変異を起こして重症化し、パンデミックを引き起こすようになりました。

　コロナウイルス表面のトゲトゲ（スパイクタンパク質）は、動物の細胞の表面にあるレセプターと結びつきます。このとき、コロナウイルスのＲＮＡが細胞内に流入し、細胞核がもつ遺伝子複製機能を利用して分身をつくり、増殖します。増殖したウイルスが細胞を破壊して外に出てくるときに、さまざまな症状を発するのです。

　新型コロナウイルスの受容体は腸などの血管内皮細胞に多く、発症した箇所を修復するために血小板が集まってきます。この結果、血栓（血の塊）が生じ、これが全身を回って肺の血管に詰まると急性呼吸器不全を、脳の血管に詰まると脳梗塞を、心臓の冠状動脈に詰まると心筋梗塞を引き起こします。新型コロナウイルスによる突然死の多くは、血栓が原因なのです。[※9]

　このコロナウイルスの増殖システムを利用して、大手製薬メーカーはｍＲＮＡワクチンを開

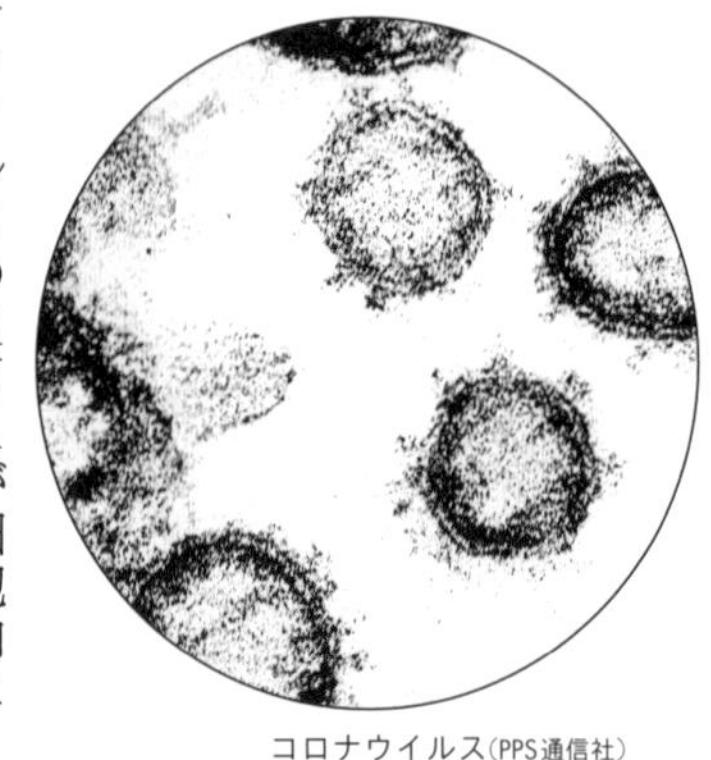
コロナウイルス（PPS通信社）

発しました。これはコロナ本体ではなく表面のトゲトゲの遺伝情報（メッセンジャーＲＮＡ）を油膜で包んだものを注射し、細胞内でこれを複写させて新型コロナウイルスの性質をもつ細胞をつくり出し、これに対する免疫機能を活性化させるというものです。短期的には副反応としてウイルス感染と同様の血栓症を引き起こす可能性があり、長期的にも人体の細胞の遺伝情報を改変することがどのような結果を招くかは、まだ未知数です。

※9　射場敏明「COVID-19における多彩な血栓形成とその対応」（二〇二〇年六月二日、武見基金 COVID-19有識者会議）https://www.covid19-jma-medical-expert-meeting.jp/topic/2174

発生年	名称	発生経路	原因	被害
2002～2003年	SARS（サーズ）重症呼吸器症候群	中国の広東省 ↓ 香港、カナダ	コウモリのウイルスが変異	感染者 8000人 死者 700人
2012年	MERS（マーズ）中東呼吸器症候群	サウジアラビア ↓ 韓国	ラクダのウイルスが変異	感染者 2500人 死者 900人
2020年～進行中	COVID-19 新型コロナ	中国の湖北省武漢 ↓ 全世界	コウモリのウイルスが変異？（調査中）	感染者 約6億人以上 死者 654万人以上 ※2023年1月現在

グローバル化で避けられないウイルスとの共存

二十一世紀入ってから、十年ごとにパンデミックが繰り返されるようになったのは、国境の壁を限りなく低くして、ヒト・モノ・カネを自由に移動させるグローバリズムに遠因があると思われます。ヨーロッパ諸国はＥＵ（欧州連合）を結成して通貨統合を行ない、アメリカ・カナダ・メキシコもＮＡＦＴＡ（北米自由貿易協定）を結び、中国も共産党体制のままで「改革開放政策」を推進してきました。グローバリズムは国家間の相互関係を強めることで国際的な緊張関係を緩和し、戦争防止に一定の効果があります。

その一方、グローバリズムは多国籍企業による市場独占をもたらし、発展途上国から先進国への大量移民により、受け入れ国の治安の悪化、失業率の増加など社会的緊張を増大させ、各国のナショナリズムを強める結果ともなりました。アメリカの「トランプ現象」やイギリスのＥＵ離脱（ブレグジット）は、行きすぎたグローバリズムに対する反動とも位置づけられるでしょう。中国の武漢に端を発した新型コロナウイルスのパンデミックは、こうした反グローバリズムの動きにさらに拍車をかけるかもしれません。

市場はオープンになった半面、中国における情報のコントロールは強化されています。二〇〇二年十一月から二〇〇三年七月にかけてSARS（重症急性呼吸器症候群）が発生したとき、胡錦濤（こきんとう）政権（当時）は情報開示が遅れ、国際的な非難を浴びました。この経験から中国共産党政権は、積極的な情報開示を行なうのでなく、その情報をいかにコントロールするかということに腐心するようになります。

その典型が、WHO（世界保健機関）への介入です。WHOの事務局長は選挙で選ばれます。国連は一国一票ですから、超大国アメリカも、アフリカの小国も票の重みは同じです。そこに目をつけた中国は、アフリカを中心とする発展途上国に多額の経済支援を行ない、その見返りとして中国と関係の深い人物に投票するよう促しました。

二〇〇七年には香港衛生局長のマーガレット・チャン（陳馮富珍（ちんふうふうちん））を、WHOの事務局長にすることに成功し、その後任として二〇一七年に着任したのが、エチオピアの保健大臣・外務大臣を務めたテドロス・アダノムでした。エチオピアへの最大の経済援助国は中国であり、テドロス事務局長は習近平（しゅうきんぺい）政権の対コロナ対策を賞賛します。

国内でも、習政権は情報統制に成功しました。感染爆発が始まる前の二〇一九年十二月、武漢の病院関係者のグループチャットで「SARSとよく似た患者が出ている」という情報が流れました。これを感知した当局は、患者の隔離などの手段をとる前に、「デマを流した」として医師ら八人を一時拘束したのです。この情報は市民に伝えられることなく、患者は増え続け、二月の春節（旧正月）に故郷に戻って親戚一同で食事をするという習慣のなかで感染爆発が起こり、新型コロナウイルスは海外にまで広がっていったのです。

日本政府の対応も後手に回りました。安倍晋三首相（当時）は、「中国人観光客を歓迎します」という春節のメッセージを送っています。初期段階で航空便を止める判断ができず、結果的に新型コロナウイルスの侵入を許して、東京２０２０オリンピック・パラリンピックは一年延期となりました。

アメリカは医療保険制度の不備など制度上の問題もあり、二〇二〇年三月末には感染者数が中国を抜いて一位になります。中国の情報開示の遅さにドナルド・トランプ大統領（当時）は激怒し、「米中冷戦」がエスカレートする結果になりました。各国は感染拡大防止のために都市封鎖（ロックダウン）に踏み切り、経済活動がストップすることになります。

今後も新型コロナウイルスの完全制圧は難しいでしょう。突然変異で毒性の弱いオミクロン株が現れましたが、これからも私たちはこのウイルスと共存せざるをえないようです。旅行業、レジャー産業、接客業など「接触型」のサービスに大転換が迫られる一方、宅配業やインターネット回線などを活用した「非接触型」サービスには、さらなる勝機があるようにも思われます。あらゆる分野で起こる価値観の転換がどのように進むのかということについて、いまこそ私たちは、人類が感染症とともに歩んできた文明史に学ぶべきではないでしょうか。

おわりに

新型コロナウイルスが流行してからこの三年で、世界は変わってしまいました。

各国は、人の往来を制限するためのロックダウン（外出禁止令）を発動しました。憲法に緊急事態条項をもたない日本では、地方自治体から「営業自粛」「県をまたぐ移動の自粛」を要請し、夜八時で閉店せざるをえなかった飲食業界や旅行業界が壊滅的なダメージを受けました。一年遅れで開催された東京２０２０オリンピック・パラリンピックは、感染防止のために無観客で行なわれる異例の事態となりました。

二〇二一年からは米ファイザー社、米モデルナ社、英アストラゼネカ社など国際製薬大手がワクチンの量産体制に入りました。各国政府は緊急事態法でワクチン接種を義務づけ、あるいは推奨し、費用を国費（税金）で賄いました。今回初めて、遺伝子工学を応用してコロナウイルスのタンパクを合成したメッセンジャーＲＮＡワクチンが開発され、各国政府は「緊急事態」対応として通常であれば二〜三年を要する治験（人間に対する投与実験）の結果を待たずにワクチン接種を始めました。その結果、とくに若年層で発熱、倦怠感などの副反応を引き起こし、血栓による重篤な副反応の報告も出ています。

その一方、新型コロナウイルスの治療薬として効果が報告されているイベルメクチンなど従来の薬の使用について、厚生労働省は認可しませんでした。ウイルスが変異を繰り返しているためにワクチンもそれに合わせなければならないわけで、いたちごっこになっています。ワクチン接種者が増えても感染拡大は収まらず、むしろ接種が多いほど自然免疫が失われるという専門家もいます。

中国では「ゼロコロナ」を掲げた習近平政権が、スマートフォンに「健康アプリ」のインストールを義務づけて人民の行動を二十四時間監視し、コロナ感染が疑われると電車の乗車も買い物すらもできないIT全体主義社会の到来が現実のものになりました。日本では政府による強権発動はないものの、日本社会に根強い同調圧力による外出時のマスク着用が当たり前となり、世界のほとんどの国でマスク着用義務がなくなったあとでも、日本人の大半がマスクを着け続けています。

マスメディアが「感染者が増えている」と報道した根拠は、全国の医療機関などが実施し、厚労省がデータを集約しているPCR検査の結果です。このPCR検査は開発者自身が指摘しているように、検出したいDNAを「コピペ」して検出しやすくする技術です。たとえば鼻粘膜に付着しているのが不活化した（機能を停止した）ウイルスの破片であっても、「陽性反応」が出てしまうのです。全国各地にPCR検査会場が設置され、無症状でも検査を受ける人が激増したのに伴って「陽性者」の数も激増しました。マスメディアがこれらの人を「陽性者」ではなく「感染者」と報道したことも、恐怖心を煽（あお）りました。

厚労省は新型コロナウイルスを結核やSARSと同じ「2類扱い」にしました。このため町医者では診てもらえず、「発熱外来」に指定された病院へ行かざるをえず、この結果、指定医療機関のベッドが不足し、多くの患者が自宅やホテルでの隔離生活を余儀なくされました。致死率の低いオミクロンに変異したあとも、厚労省は「2類扱い」を続けました。指定医療機関には政府から多額の補助金が出ており、医療の利権化が目に余るものとなっています。

厚労省は二〇二三年五月を目途に季節性インフルエンザと同じ5類に引き下げると決定しましたが、遅きに失したというしかありません。

いま振り返れば、私たちは「危険なウイルスを封じ込めよう」「ワクチンで対抗しよう」と

「理性的に」対処しようとした結果として、こうした愚かな判断を繰り返してきたのではないでしょうか。つまり新型コロナをめぐる世界的な混乱は、人類の理性の限界を明らかにし、「生物としての人類」の姿を浮かび上がらせたともいえるのです。

今回の新型コロナウイルスの感染爆発を同時代人として経験できたことは、私にとっても貴重な経験でした。人間は忘れやすい存在です。とくに不快なこと、苦しかったことは忘れようとします。人類はいかにして細菌やウイルスと戦い、また共存してきたのか。その歴史を振り返り、心に刻んでおくことは、次なるウイルスの脅威が世界を襲ったとき、必ず指針となるでしょう。

誤解を避けるため、念のために申し添えます。私は決して新型コロナウイルスによる脅威や影響を軽視していません。高齢者の重症化率や死亡率を侮ってはなりません。そして、このパンデミックによって大切な方を亡くされた人々へ、心からのお悔やみを申し上げます。また、いまださまざまな後遺症に苦しんでいる方々に、深くお見舞い申し上げます。新型コロナウイルスに対して冷静な視点を見出せつつあるいまこそ、私たちは今回の悲劇から学びを得るべきだ、といいたいのです。

最後に、本書の制作にあたり労をとっていただいたＫＡＤＯＫＡＷＡの藤岡岳哉氏、金子拓也氏に御礼を申し上げ、本書の結びとさせていただきます。

二〇二三年一月

茂木誠

茂木 誠（もぎ・まこと）
東京都出身。駿台予備学校、ネット配信のN予備校で大学入試世界史を担当。東大・一橋大など国公立系の講座を主に担当。iPadを駆使した独自の視覚的授業が好評を得ている。主な著書に、『世界史とつなげて学べ 超日本史』（KADOKAWA）、『経済は世界史から学べ！』（ダイヤモンド社）、『「戦争と平和」の世界史』（TAC出版）、『テレビが伝えない国際ニュースの真相』（SB新書）、『「保守」って何？』（祥伝社）、『バトルマンガで歴史が超わかる本』（飛鳥新社）、『ジオ・ヒストリア』（笠間書院）、ほか多数。チャンネル登録者数12万人超えのYouTube「もぎせかチャンネル」でも発信中。

世界と日本がつながる **感染症の文明史**
人類は何を学んだのか

2023年2月19日　初版発行

著　者　茂木 誠
発行者　山下 直久
発　行　株式会社KADOKAWA
〒102-8177　東京都千代田区富士見2-13-3
電話　0570-002-301（ナビダイヤル）

印刷所　大日本印刷株式会社
装　丁　吉岡秀典＋飯村大樹（セプテンバーカウボーイ）
作　図　曽根田栄夫（ソネタフィニッシュワーク）
D T P　有限会社エヴリ・シンク

ISBN 978-4-04-604925-4　C0020